Alle Rechte bei

Dr. med. Elisabeth Schneider
Hochbrückenstr. 5
80331 München
www.wirbelverlag.de

Herausgabe und Vertrieb: *Wirbel* Verlag, München
© copyright *Wirbel* Verlag, München

Das Werk einschließlich aller seiner Teile ist urheberrechtlich geschützt.
Jede Verwertung außerhalb der engen Grenzen des Urheberrechtes ist ohne Zustimmung des Verlags unzulässig und strafbar. Dies gilt insbesondere für Vervielfältigungen auf fotomechanischem Weg (Fotokopie, Mikrokopie), Übersetzung, Mikroverfilmung und die Einspeicherung und Verarbeitung in elektronischen Systemen.

Fotographische Gestaltung: Wolfgang W. Brummer

Druck: Strauss Offsetdruck

völlig überarbeitete Neuauflage 2001

ISBN 3-931204-00-6

Dr. med. Elisabeth Schneider

ACHTUNG

Kiefergelenk hört mit!

Selbsthilfe

über die Halswirbelsäule und die Kaumuskulatur

bei Ohrgeräuschen, Kopfschmerzen und Schwindel

Meinem klinischen Lehrer

Professor Karel Lewit, Prag

in Liebe und großer Dankbarkeit

gewidmet

Inhaltsverzeichnis

Vorwort von Dr. med. Walther Zimmermann   11

Einleitung: Tinnitus als Massenproblem   13

Teil I

Entwicklungsgeschichte der Wirbelsäule   28

Entwicklungsgeschichte der Kaumuskulatur und der Kiefergelenke   34

Seelische Zusammenhänge   39

Teil II

Eigene Untersuchungen von 1200 Patienten mit Tinnitus, Gleichgewichtsstörungen und Kopfschmerzen   47

     Altersstruktur und Geschlecht   51

     Zusätzliche Symptome   55

     Lokalisation des Tinnitus   59

     Dauer des Tinnitus   63

Halswirbelsäulenbefunde   71

     Gelenkblockierungen   71

     Muskelverspannungen   89

     Neu: Gekreuztes Kaumuskelsyndrom   101

     Besonderheiten an der Halswirbelsäule   104

     Der cervikale Schwindel   111

     Häufigste Gegenanzeigen für die Chirotherapie: Die Überbeweglichkeit   115

Formen der manuellen Therapie/Chirotherapie 122
   Traktionen 124
   Weichteiltechniken 126
   Craniosacrale Therapie 130
   Mobilisationen 132
   Manipulationen 139
   Neue Behandlungstechnik: 142
   Die auriculo-orofaziale Relaxationstherapie
   (Ohr- Mund- Gesichtsmuskelentspannung)
   Ergebnisse nach der Behandlung 144
   Symptome nach der Behandlung 145

Teil III

Anleitung zur Selbstuntersuchung und zur 150
Selbstbehandlung

Selbstuntersuchung 156
   Untersuchung der Mundöffnung 156
   Untersuchung der Kiefergelenkbeweglichkeit 158
   Tastuntersuchung der Kiefergelenke 160
   Tastuntersuchung der Kaumuskulatur 162
   → Schläfenmuskulatur 162
   → Bäckchenmuskulatur 163
   → Innere Kaumuskulatur 164

Selbstbehandlung	165
Selbstentspannung der Kiefergelenke	166
Selbstmassage der Schläfenmuskulatur	168
Selbstmassage der Bäckchenmuskulatur	169
Selbstmassage der inneren Kaumuskulatur	170
Halswirbelsäulenübungen	171
Selbstmobilisation der Kopfgelenke	172
Dehnübungen für Schultergürtel- und Nackenmuskulatur	176
Allgemeine Wirbelsäulenübungen	180
Dehnung des Hüftbeugemuskels	182
Auftrainieren der geraden und schrägen Bauchmuskulatur	183
Richtige Sitzhaltung	186
Auftrainieren der Rückenmuskulatur	187
Übungen gegen den Lagerungsschwindel	188
Koordinationstraining gegen Gleichgewichtsstörungen	193
Anhang	
Danksagung	198
Zur Autorin	201
Literaturverzeichnis	205
Hinweis auf "Tinnitus & Tierkreiszelchen"	209
Vorankündigung: „Wirbelsäule & Saturn"	210

Vorwort

Jedem Menschen ist klar, was für ihn der aufrechte Gang bedeutet, was seine Haltung aussagen kann und seine Beweglichkeit im psychosoziologischen Gefüge seinen Mitmenschen bedeuten kann. Trotzdem ist wenig bewußt geworden unter welchen schwierigen Anstrengungen im embryonalen Zustand – wo die Haltung noch gar nicht registrierbar ist – die Entwicklung dieser Säule und des damit verbundenen Nervensystems vor sich geht und vor allem inwieweit hierbei bereits die Zeichen gesetzt werden, die zu den mehr oder weniger großen Problemen des ausgewachsenen Menschen führen.

Die Rudimente dieser embryonalen Entwicklung sind den embryologischen Wissenschaftlern bekannt, aber wenig bekannt ist, daß eine Vielfalt von Krankheiten dort ihren Ansatz haben und mit der Massage allein nicht beherrscht werden können.

Nur in der Gesamtschau dieser Entwicklungsvorgänge muß hier behandelt werden. Wenn sich ein Arzt damit befaßt, so findet er eine Vielfalt von Krankheitserklärungen und Heilungsmöglichkeiten, wie in diesem Buch von der Verfasserin erfolgt ist. In der allgemeinen medizinischen Ausbildung wurden diese Aspekte bisher sehr vernachlässigt. So ist hier mit diesem Buch ein Einbruch geschehen, der neue Wege öffnet, neue Aspekte erwarten läßt für eine zukünftige Gesundheitspflege unserer Gesellschaft, so daß mehr Haltung und Beweglichkeit zu erwarten ist.

Dr. med. Walther Zimmermann
emer. Chefarzt des Krankenhauses für Naturheilweisen in München Harlaching

Einleitung

Tinnitus – ein Symptom wird zum Massenphänomen.

In Deutschland hatten bereits mehr als 9 (!) Millionen Menschen Ohrgeräusche länger als fünf Minuten. Diese Zahlen stammen von der Selbsthilfeorganisation: *Tinnitus – Liga* (Adresse und Telefon im Anhang). Im Auftrag dieser *Deutschen Tinnitus-Liga* wurde 1999 erstmals eine repräsentative epidemiologische Studie zum Tinnitus in der Bundesrepublik Deutschland durchgeführt. Es wurden zufällig ausgewählte Personen im Alter von über 10 Jahren befragt. Rund 3 Millionen Personen hatten Tinnitus zum Zeitpunkt der Untersuchung, das sind ca. 4 % der Bevölkerung Deutschlands! Davon beeinträchtigt der Tinnitus 1,5 Millionen mittelschwer bis zur Unerträglichkeit. Das Ohrgeräusch hat für diese Betroffenen den Stellenwert einer eigenständigen Erkrankung; sie sind somit behandlungsbedürftig. Nach dieser Studie kommen jährlich 340 000 Mitbürger als chronische Tinnitus-Patienten hinzu. Die Hälfte der Patienten mit chronischem Tinnitus leiden ebenso an einer Hörminderung. Davon sind jedoch nur 7,5% mit Hörgeräten versorgt. Über die Hälfte der befragten Kinder mit einem schweren Hörverlust sind auch von Tinnitus betroffen mit entsprechendem Leidensdruck. Die Zahl von Jugendlichen und Kindern mit Tinnitus nimmt unverhältnismäßig zu. Tinnitus hat die Größenordnung einer Volksseuche erreicht – ähnlich der Anzahl zuckererkrankter Patienten in Deutschland.

Tinnitus (= Ohrenklingeln, Ohrensausen) ist eine Funktionsstörung des Gehörsystems. Im Gegensatz zur Schwerhörigkeit ist Tinnitus allerdings ein Wahrnehmungsphänomen. Das heißt, daß das Hörorgan selbst Geräusche produziert. Die Geräusche entstehen wie ein Signal und erscheinen dem Menschen bewußt und belästigen ihn. Das heißt jedoch nicht, daß schwerhörige oder gar taube Menschen **keinen** Tinnitus haben können!
Vielfach wird salopp behauptet: Tinnitus ist ein Problem nicht in den Ohren, sondern „zwischen den Ohren"; soll heißen: „nur" ein Problem der subjektiven Wahrnehmung im Gehirn. Dem ist sicherlich nicht so, dazu ist Ohrensausen ein viel zu multifaktorielles Geschehen. Mit einer rein psychischen Ursache des Tinnitus wäre ich äußerst zurückhaltend, denn selbstverständlich schlägt jegliche Beeinträchtigung des Gehörs auf die Psyche.

Die Ursachen des Tinnitus sind viel zu verschieden und individuell, auch in der Kombination. Oftmals ist es mir bereits bei der Anamneseerhebung beim jeweiligen Patienten möglich, drei verschiedene Ursachen für dessen Beschwerdekomplex zu diskutieren. Hört man sich die Betroffenen genau an, hat man den besten Hinweis für differenzialdiagnostische Erwägungen und spezifische therapeutische Maßnahmen. Nach einer körperlichen Untersuchung ist eine subtile Behandlung je nach individuellem Befund indiziert.

Berühmtestes Beispiel für Tinnitusgeplagte ist *Ludwig van Beethoven (1770- 1827)*, der auf dem Höhepunkt seines musikalischen Schaffens ertaubte. In einem Brief an seinen Freund *Franz Wegeler* klagt er über sein wachsendes Unbehagen: *„Nur meine Ohren, die sausen und brausen Tag und Nacht fort. Ich kann sagen, ich bringe mein Leben elend zu. Ich meide alle Gesellschaft, weil's mir nicht möglich ist, den Leuten zu sagen: Ich bin taub."* Bekanntermaßen komponierte *Ludwig van Beethoven* die Neunte Symphonie, als er schon längst ertaubt war !

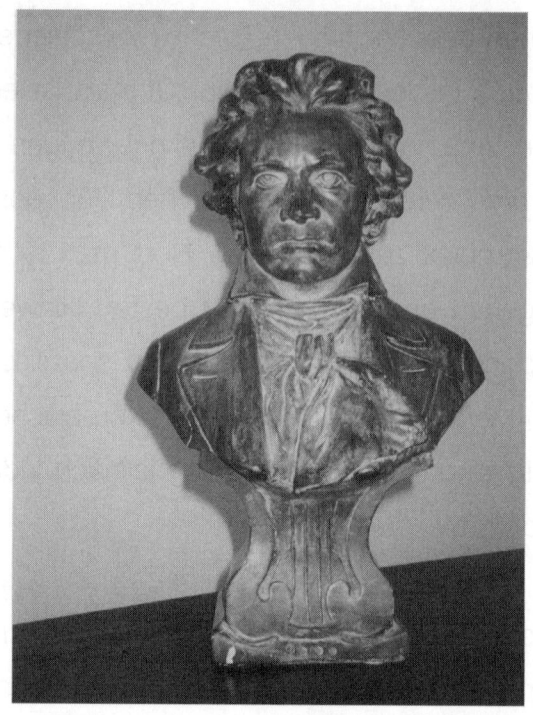

Ludwig van Beethoven (1770 – 1827)

Der tschechische Komponist *Friedrich Smetana (1824 – 1884)* ertaubte im Alter von 50 Jahren. Erst danach schuf er sein instrumentales Meisterwerk: „Mein Vaterland". Einem Freund vertraute er sich an: *„Die größte Qual bereitet mir das fast ununterbrochene Getöse im Inneren, das mir im Kopf braust und sich bisweilen zu einem stürmischen Gerassel steigert.*

Dieses Dröhnen durchdringt ein Gekreisch von Stimmen, das mit einem falschen Zischen beginnt und bis zu einem furchtbaren Gekreisch ansteigt, als ob Furien und alle bösen Geister auf mich losfahren würden. In diesen höllischen Lärm mischt sich dann das Geschmetter falsch gestimmter Trompeten und anderer Instrumente. Und das alles übertönt und stört meine eigene Musik, die gerade in mir aufklingt. Beim Komponieren wird das Brausen schlimmer, in ruhiger Stimmung leiser. Oft bleibt nur, die Arbeit zu unterbrechen". Seine Ohrqualen setzte er 1876 musikalisch im Streichquartett „Aus meinem Leben" um. Im vierten Satz, dem Vivace, bricht die Melodie plötzlich ab. Es ertönt ein starres, sehr lautes viergestrichenes e der ersten Violine – er komponiert seinen Tinnituston. Mit diesem Ton verdüstert sich die Stimmung des Stückes. *Smetana* läßt die Hoffnungslosigkeit spüren, die ihn durch seinen Terror im Ohr überfallen hat.

Seine Ertaubung und das Ohrensausen waren die Spätfolgen einer Syphilis. Er verstarb im April 1884 in der Landes-Irrenanstalt in Prag.

Auch andere Berühmtheiten vergangener Zeiten litten bereits unter Tosen und Krachen im Kopf: *Martin Luther (1483 – 1546)*, der sich selbst nicht verleugnende Maler *Vincent van Gogh (1853 – 1890)* und *Jean-Jacques Rous-*

seau *(1712 – 1778)*. In seinen „Bekenntnissen" schreibt Jean-Jacques Rousseau:

„Eines Morgens fühlte ich mit einem Schlage in meinem ganzen Körper einen plötzlichen und fast unbegreiflichen Aufruhr. Ich weiß ihn nicht besser als mit einem Sturme zu vergleichen, der sich in meinem Blute erhob und mir augenblicklich bis in alle Glieder fuhr. Meine Adern fingen mit solcher Gewalt zu schlagen an, daß ich ihr Klopfen nicht nur fühlte, sondern sogar hörte, vor allem das der Kopfschlagader!

Damit verband sich ein mächtiges Ohrensausen, und dieses Sausen war dreifach oder vielmehr vierfach, nämlich zunächst ein dumpfes schweres Brausen, dann ein helleres Murmeln wie von fließendem Wasser, endlich ein grelles Pfeifen und dazu trat dann noch das Klopfen, von dem ich eben gesprochen habe, und dessen einzelne Schläge ich leicht zählen konnte, ohne meinen Puls zu fühlen oder meinen Leib mit den Händen zu berühren. Dieses innere Geräusch war so groß, daß es mir das feine Gehör, dessen ich mich bis dahin erfreut, völlig raubte und mich zwar nicht ganz taub, aber so harthörig gemacht hat, wie ich es seitdem geblieben bin".

Nach seinem Hörsturz waren dem französischen Philosophen noch vierzig Jahre mit seinem Brausen beschieden.

Bis zu seinem Tode allerdings ließ ihn sein Leiden nicht mehr los.

Ende des 20. Jahrhunderts und zu Beginn des neuen Jahrtausends hat sich die Häufigkeit dieses Leidens erheblich vermehrt. Sowohl die Erkrankungsursachen als auch die Möglichkeiten der Entstehung und die Intensität der Ohrgeräusche, Kopfschmerzen und Schwindelgefühle haben sich wesentlich verändert. Vermehrte Lärmbelästigung beim Straßenverkehr, Fluglärm und übermäßige Lautstärken am Arbeitsplatz belasten das empfindliche Gehör- und Gleichgewichtsorgan über die Maßen. Diskotheken, Technoparties, Raver-road-shows mit entsprechendem Drogenkonsum und der Gebrauch von Walkmen überstrapazieren das sensible Ohr. Verändertes Freizeitverhalten mit Hochrisiko-Sportarten setzen die Halswirbelsäule und insbesondere den verletzlichen Kopfgelenkbereich unberechenbaren Gefahren aus.

Fallbeschreibung:

Ein 63-jähriger Patient leidet seit dem 25. Lebensjahr unter Hörminderung. Im Alter von 11 Jahren hatte er eine Mittel-

ohrentzündung. Eine fortschreitende Verschlechterung seines Hörvermögens besteht seit dem 50. Lebensjahr. Mittlerweile ist er auf dem rechten Ohr total ertaubt, auf dem linken Ohr besteht ein Rest-Hörvermögen mit Hilfe eines Computer-Hörgerätes. Bei diesem Patienten begannen starke Ohrgeräusche im Alter von 55 Jahren. Die Intensität seines linken Tinnitus beschreibt er in der Stärke von einem extrem lauten Posaunenchor. Im rechten Ohr leidet er unter einem tosenden Druck, als würde er unter den Niagarafällen stehen.

1986 wurde er mir von der HNO-Universitäts-Klinik Großhadern zugewiesen, da er zusätzlich über heftige Nackenverspannungen klagte. Seither werden diese Halswirbelsäulenblockierungen und Muskeltriggerpunkte im Schultergürtel in größeren Abständen von mir erfolgreich behandelt. Für eine bestimmte Zeit sind dann auch seine Ohrgeräusche in ihrer Lautheit gemindert und die Intervalle zwischen den extremen Tinnitusanfällen sind größer.

Auf die Frage, wie er über all die Jahrzehnte mit der schweren Einschränkung seiner Lebensqualität zurechtkomme, äußerte er: irgendwann haben sich der Posaunenchor und die Niagarafälle in der Mitte getroffen und miteinander arrangiert. Seither beeinträchtigen sie ihn nur mehr minimal.

Zur akustischen Umweltverschmutzung kommen die Verschmutzung unserer Luft, des Wassers und die zum Teil erheblich belastete und belastende Ernährung hinzu. Aufgrund der erhöhten Verkehrsdichte entstehen vermehrt Unfälle mit zum Teil gravierenden Halswirbelsäulenverletzungen. Dies trägt zur gehäuften Entstehung des Symptomenkomplexes: Schwindel, Kopfschmerzen und Tinnitus bei.

Hierzu ein Beispiel, bei dem auch deutlich wird, wie sehr sich die Altersskala der Patienten nach unten verschiebt.

Fallbeschreibung:
Ein 16-jähriges Mädchen betreibt in ihrer Freizeit eine der modernen Kampfsportarten (Taekwando) und verreißt sich dabei die Halswirbelsäule. Daraufhin treten Nackenverspannungen auf, die bis in den Schultergürtel ausstrahlen; drei Tage danach hat die Patientin Tinnitus auf der gleichen Seite.

Hier wird eine Tinnitus-Entstehung geschildert, bei der weder die Halswirbelsäule noch der Schädel direkt, sondern durch Scherwirkungen indirekt beschädigt wurden. Da die junge Patientin sehr schnell der chirotherapeutischen Diagnostik und Behandlung zugewiesen worden war, konnte ihr rasch und erfolgreich geholfen werden.

Nicht unerwähnt bleiben sollen die multiplen Nebenwirkungen vieler Arzneimittel, die u.a. Kopfschmerzen, vielfach Schwindel und Tinnitus hervorrufen können. Selbst Medikamente gegen Schwindel können Schwindel hervorrufen! Auch Alkohol- und Nikotinmißbrauch sind bekanntermaßen nicht unbedingt gesundheitsförderlich. Vergessen wird oft Kaffee, der in Übermaßen genossen zu einer vehementen Übersäuerung des Körpers führt und dadurch vielerlei unspezifische Befindlichkeitsstörungen hervorruft. Man bedenke, daß eine Tasse Kaffee dem Körper zwei Tassen Wasser entzieht!

Fallbeschreibung:

Ein 48-jähriger Jurist kommt von einer 12-wöchigen Alkohol-Entziehungskur in seinen Alltag zurück. Jahrzehntelang war er den „harten" Getränken verfallen gewesen. Nun ist er seit einem halben Jahr trocken, entwickelte aber 4 Tage nach seiner Rückkunft zu Hause einen unerträglichen Tinnitus, der bis jetzt anhält.

Diese Patientengeschichte erwähne ich, da sie in meiner Praxis erstmals den „umgekehrten" Weg darstellt. Denn möglicherweise trinken manche Gefährdete noch mehr Alkohol, wenn sie von Ohrgeräuschen gequält werden, quasi um den Tinnitus besser aushalten zu können.

Die Beteiligung der Halswirbelsäule bei Hörstörungen und Ohrgeräuschen, Gleichgewichtsstörungen und Kopfschmerzen ist schon lange bekannt.

Der Amerikaner *Andrew Still* erfuhr eine erfolgreiche Behandlung seiner Kopfschmerzen und Hörstörungen mit manipulativen Handgriffen an seiner Halswirbelsäule.

Daraufhin studierte er Medizin und gründete in Kirksville in Missouri (USA) die erste Osteopathenschule 1892.

Daß aber nicht nur die Halswirbelsäule Ursache sein kann, sondern auch Zusammenhänge mit dem Schädel, den Kiefergelenken und der Kaumuskulatur bestehen, sind Erkenntnisse meiner Tinnitusforschung und bieten somit auch eine Chance für neue Therapiemöglichkeiten.

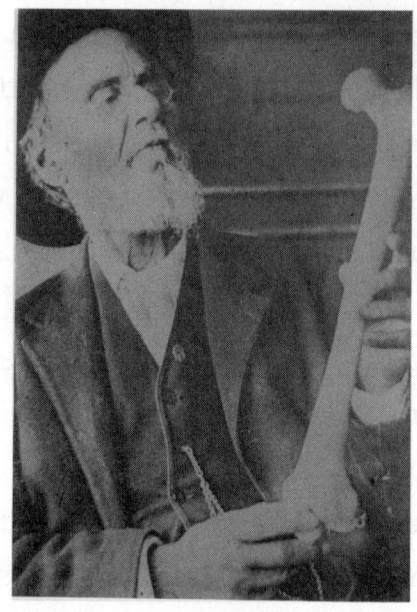

Andrew Still aus Kirksville/Missouri (1892), USA

Fallbeschreibung:

Ein 64-jähriger Internisten-Kollege erlitt nach familiärem Streß (Todesfall in der Familie) einen Hörsturz links. Ein paar Tage darauf gesellte sich ein permanenter Tinnitus links hinzu. Der manualmedizinische Befund zeigte erhebliche Blockierungen der oberen Halswirbelsäule, der Kopfgelenke, sowie Muskelverspannungen in der Nackenmuskulatur und der seitlichen Halsmuskulatur. Hauptbefund war allerdings eine massive schmerzhafte Verkrampfung der inneren Kaumuskulatur bei Funktionsstörung beider Kiefergelenke. Der Patient konnte den

Mund nur 1 1/2 Querfinger öffnen. Nach Behandlung der oberen Halswirbelsäule und der Kopfgelenke, der Kiefergelenke und der Kaumuskulatur war der Tinnitus bleibend weg, er konnte vor allem auch wieder besser hören!

Hieraus ist zu ersehen, daß sich Ätiologie, Pathogenese, Diagnostik und Therapiemöglichkeiten bei Patienten mit Tinnitus, Gleichgewichtsstörungen und Kopfschmerzen erheblich erweitert haben.

Um größere Klarheit über Krankheitsentstehung, sowie neue und zusätzliche Diagnose- und Therapiemöglichkeiten zu gewinnen, untersuchte und behandelte ich bisher mehr als 1200 Patienten mit Tinnitus, Gleichgewichtsstörungen, Kopf- und Gesichtsschmerzen.

Dank meines Lehrers, Herrn Professor *Karel Lewit* in Prag und aufgrund meiner Ausbildung an der Neurologischen Universitätsklinik in Innsbruck sowie an der Michigan State University in East Lansing (USA) in Osteopathie bei Herrn Professor *Philip Greenman* und Herrn Professor *John Bourdillon* konnte ich eine neue Behandlungstechnik bei diesem Symptomenkomplex entwickeln. Im Zusammenhang mit Halswirbelsäule, Schädel, Kiefergelenken und

Kaumuskulatur ist eine neue Behandlungstechnik entstanden, die eindeutig eine verbesserte Erfolgsquote der Tinnituslinderung und -heilung erwirkt.

Besonders Gleichgewichtsstörungen und Kopfschmerzen sind sehr effektiv und nachhaltig zu beinflussen.

Diese neue Technik heißt **auriculo-orofaziales Relaxationsverfahren** – also eine Entspannungstherapie am Schädel: über die Ohren, den Mund und das Gesicht, einschließlich der Kiefergelenke. Voraussetzung ist selbstverständlich eine korrekte, sachgemäße Untersuchung des Bewegungssystems mit gezielter Therapie der Halswirbelsäule, insbesondere der Kopfgelenke.

Teil I

Lieben und lassen

Samuel Beckett (1906 – 1989)

Entwicklungsgeschichte der Wirbelsäule

Bei Betrachtung der Evolutionsgeschichte der Wirbelsäule wird klar, weshalb so viele abnorme Wirbelbildungen – wie z.B. angeborene Block- oder Keilwirbel – entstehen können.

Aus einer entwicklungsgeschichtlich paarigen Anlage formt sich die unpaare Wirbelsäule. Diese entsteht nicht nur aus einer paarigen Anlage, sondern **ein** Wirbel formt sich aus insgesamt **vier** Teilen. Dabei verschmelzen nicht nur die unteren Anteile der Sklerotome (= aus den Ursegmenten hervorgehende Anlagen der Wirbelsäule) miteinander, sondern auch die untere Hälfte des oberen Sklerotoms mit der oberen Hälfte des darauffolgenden Sklerotoms.

Daß nun die Wirbelsegmente gegeneinander beweglich werden ermöglichen die Myotome (= Anlage der segmentalen Rumpfmuskulatur). Diese alternieren mit den Wirbelkörpern. Jedes Muskelsegment setzt in der Mitte der Wirbel an. Dies geschieht wohlgemerkt alles bereits entwicklungsgeschichtlich im Unterleib der schwangeren Mutter während des zweiten und dritten embryonalen Monats!

Diese Muskelsegmente wirken stets auf zwei Wirbel ein; dadurch ermöglichen sie die Beweglichkeit der Wirbel gegeneinander und bilden somit die Funktion der Bewegungsachse = Wirbelsäule des Menschen.
Bemerkenswert dabei ist, daß sich beim Menschen die Kreuz- und Steißbeinwirbel bis zur Pubertät umbilden: die fünf Kreuzwirbel verschmelzen zum Kreuzbein unterhalb der Lendenwirbelsäule.

Bisher haben wir die Wirbelsäule hauptsächlich als Stütz- und Schutzfunktion (Schutz für das Rückenmark und die abzweigenden Nerven) betrachtet, sowie als Bewegungsachse und als Bewegungssystem des Körpers.
Hanns-Dieter Wolff (Trier) hat sich besonders mit der Entwicklungsgeschichte des Kopfgelenkbereiches und der Besonderheit des Kopf-Hals-Überganges beschäftigt. Ihm sind wesentliche Beobachtungen dieser Sonderstellung des Kopfgelenkbereiches zu verdanken. Er verglich die Anatomie der Fische mit der Anatomie der „höheren" Wirbeltiere. Dabei stellte er fest, daß der tiefste Einschnitt im anatomischen Bauplan der Wirbeltiere der Wechsel der Lebensweise von Wasser zu Land ist.
Beim Fisch bilden Kopf und Rumpf eine Einheit. Am vorderen Ende des Körpers besteht eine Zentrenbildung für

Nahrung, Atmung und Informationsvermittlung. Außerdem wird hier am vorderen Ende des Körpers die stromlinienförmige Bewegung des Körpers im Wasser gesteuert. Ein Umbau dieser Wirbelsäulenregion findet mit dem Wechsel des Lebens im Wasser zum Leben an Land statt (Reptilien). Bei den Reptilien wird der Kopf als Träger der Sinnesorgane und Nahrungsaufnahme vom Rumpf abgekoppelt. Die ehemalige Einheit von Kopf und Rumpf beim Fisch geht zugunsten einer größeren Beweglichkeit der Halswirbelsäule verloren. Dem Kopf wird eine eigenständige Beweglichkeit gegenüber der Halswirbelsäule und dem Rumpf ermöglicht. Die Arme entwickeln sich zu den wichtigsten Greif- und Kampfwerkzeugen und entlasten damit die Halswirbelsäule.

Die Halswirbelsäule hat nun hauptsächlich die Aufgaben der Orientierung im Raum:

- Beweglichkeit
- Informationsverarbeitung
- Aufrechterhaltung des Gleichgewichtes

Alfred Tomatis (Paris) beschreibt dies aus dem Blickwinkel der Ohrentwicklung. Der Utriculus im Innenohr – also der Ansatz und Endpunkt der Bogengänge – bleibt bei Wassertieren auf der horizontalen Achse. Der Sacculus – Säckchen am häutigen Labyrinth – eröffnet dem Kopf neue Bewegungsmöglichkeiten. Er gibt ihm insbesondere die Möglichkeit, sich aufzurichten, führt also zu einem Bruch zwischen dem bisher einheitlichen Dialog mit dem Körper.

Tomatis erläutert die Problematik am schönen Beispiel des Krokodils: Im Wasser bewegt es sich wendig und agil, doch am Flußufer schleppt es sich tapsig dahin und wirkt wie erstarrt. Im Wasser hört das Krokodil ausgezeichnet. An Land nimmt es nur noch wahr, was die fest auf den Boden aufgestützten Ellenbogen übertragen. Das Schulterblatt steht in direktem Kontakt mit der Einheit Unterkiefer. An Land hört das Krokodil nur durch die Knochenleitung. Nicht allen Amphibien ist dieser Umbruch gelungen: die Schlange etwa hört im Wasser ausgezeichnet, an Land ist sie taub!

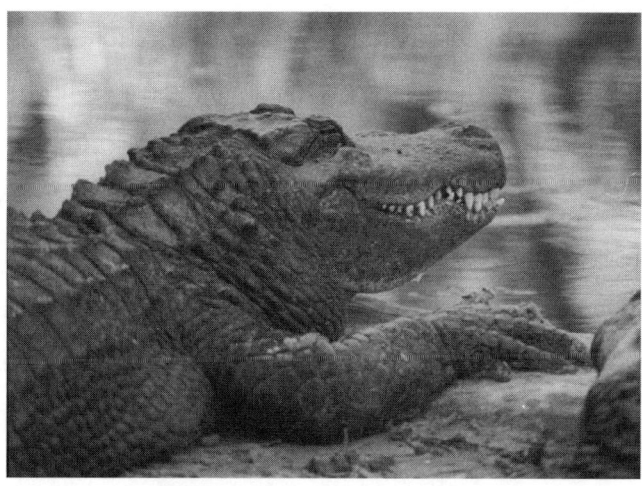

Knochenleitung beim Krokodil

Interessant ist eine weitere Beobachtung, die *Tomatis* beschreibt: beim Delphin ist der Zusammenhang zwischen körperlicher Aufrichtung und Gehörsinn sehr gut zu sehen: wenn der Delphin kommuniziert, richtet er sich auf! *Tomatis* vertritt die These, daß die aufrechte Haltung dem Menschen die Sprache gibt. Aufgrund dieser Erkenntnisse entwickelte er seine *Tomatis-Horchtherapie.*

Knese berichtet über die enge Beziehung zwischen der Nahrungsbeschaffung einerseits und der Nahrungsaufnahme sowie der Halswirbelsäule im Kopf-Nackenbereich andererseits. Er beschreibt, daß bei Raubtieren enorme Kräfte beim Reißen und Beißen der Beute im Vor-

derschädelbereich wirksam werden. Diese können erst durch eine muskuläre Stabilisierung des Nackens ermöglicht werden. Bekanntermaßen ist mit einer Öffnung des Maules eine Rückbeugebewegung des übrigen Schädels verbunden. Beobachten Sie doch einmal im Restaurant einen Menschen von hinten während des Essens und beim Kauvorgang! Sie werden überrascht sein über das Muskelspiel nicht nur der Kaumuskulatur mit den Kiefergelenken, sondern auch über das Zusammenwirken des Nackens mit den mächtigen Kräften der Muskulatur in diesem Bereich.

Die Rückbeugebewegung des Schädels beim Öffnen des Mundes korreliert mit den Forschungsergebnissen meiner Untersuchung über Nackenblockierungen bei Kopfschmerz-, Gleichgewichts- und Tinnituspatienten.

Hier besteht am häufigsten eine Blockierung im Bereich der Rückbeuge des Schädels gegenüber dem ersten Wirbel (Atlas). Doch dazu weitere entwicklungsgeschichtliche Hinweise zur Entwicklung der Kiefergelenke und der Kaumuskulatur.

Entwicklungsgeschichte der Kaumuskulatur und der Kiefergelenke

Im Laufe der biologischen Evolution haben immer wieder Umformungen stattgefunden. Dabei folgte die Form der Funktion. Hinsichtlich meiner wissenschaftlichen Tinnitusforschung ist vor allem eine Tatsache wichtig:

Teile des Unterkiefers (Mandibula) und des Kiefergelenkes haben sich zu Teilen des Mittelohres umgebildet.

Aus dem ersten Kiemenbogen (= Mandibularbogen) entstehen der Amboß und Teile des Hammers – also Gehörknöchelchen im Mittelohr. Viel aufregender aber ist, daß sich aus diesem ersten Kiemenbogen ebenfalls die Kaumuskulatur bildet, die für die neue Form der Tinnitusdiagnostik und –therapie von wesentlicher Bedeutung ist. Es sind dies der Musculus Masseter (der Bäckchen-Muskel), der große Musculus Temporalis (der Schläfen-Muskel), der Musculus Pterygoideus lateralis und medialis tief im Inneren des Mundes und der Musculus Tensor tympani und der Musculus Tensor veli palatini.

Etwas salopp könnte man sagen: **Der Mensch hört mit Teilen seines früheren Kiefergelenkes.**

Warum?

1. Aufgrund der knöchernen Umbildung vom Unterkieferbogen in Teile der Gehörknöchelchen im Mittelohr und
2. wegen der Entwicklung von Muskulatur, die modulierenden Einfluß auf das Trommelfell hat.

Also sind die Kiefergelenke und die Kaumuskulatur
Nicht nur zum Beißen da!

Da die oben erwähnte Kaumuskulatur vom gleichen Nerven (Nervus mandibularis) wie das Kiefergelenk versorgt wird, ist ein Zusammenhang von Muskelverspannungen, Kopfschmerzen und Hörstörungen naheliegend. Häufig kommen Patienten mit Ohrenschmerzen in meine Praxis – überwiesen vom Hals-Nasen-Ohren-Arzt. Der HNO-Arzt kann nichts Krankhaftes am Ohr finden. Häufig kann ich dann sowohl Funktionsstörungen an der oberen Halswirbelsäule nachweisen, als auch Dysfunktionen der Kiefergelenke sowie massive Kaumuskelverkrampfungen.

Fallbeschreibung:
Ein 49-jähriger Kaufmann aus Kärnten tauchte in seiner Jugend viel im Wörthersee. Nach seinen Angaben habe er sich durch einen fehlenden Druckausgleich eine Verengung

der Gehörgänge beidseits zugezogen. Dies habe eine Hörminderung verursacht.

Seit ein paar Wochen leidet er unter Ohrgeräuschen beidseits. Beim Starten seines Rasenmähers verrenkte er sich den Nacken und es entwickelten sich starke Hinterkopf- und Nackenschmerzen rechts. Diese Schmerzen trieben ihn in meine ärztliche Praxis. Die manuelle Untersuchung zeigte neben einer Kopfgelenkblockierung als Hauptbefund eine massive Kausmuskelverspannung beidseits und zwar der Bäckchen- und der Schläfenmuskulatur.

Die Kopfgelenkblockierung konnte erfolgreich behandelt werden, somit auch seine Hinterkopf- und Nackenschmerzen. Die Ohrgeräusche waren zeitweilig gemildert, die Hörminderung blieb jedoch unbeeinflussbar.

Immer mehr treten die Muskelverspannungen dieser Kaumuskulatur und der Mittelohrmuskulatur, aber auch des Kopfnickers (Musculus Sternocleidomastoideus s. Abb. 1) und der Nackenmuskulatur in den Vordergrund. Dies wird aufgrund der entwicklungsgeschichtlichen Zusammenhänge verständlich.

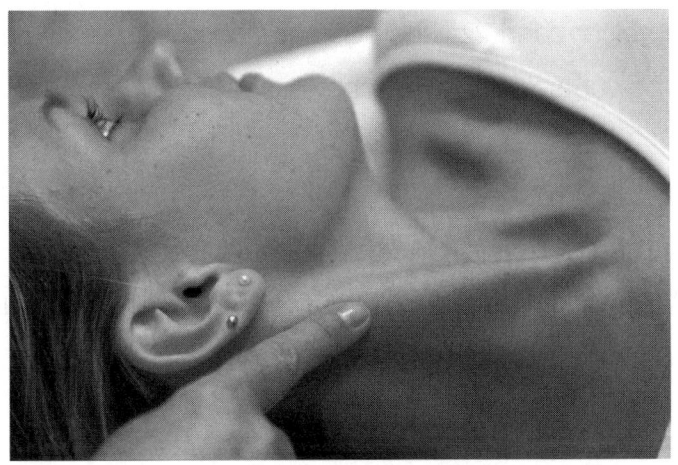

Abb. 1 Musculus Sternocleidomastoideus rechts

Die Kaumuskulatur wird jedoch nicht nur zum Beißen und Kauen benutzt.

Vielen Menschen ist das intensive Knirschen (= Bruxismus) bekannt. Dieses Knirschen geschieht unterbewußt, vielfach nachts, aber auch bei Streß, im Stau auf der Autobahn oder am Computer sitzend. Nachts, vielleicht begleitet von wilden Träumen, kann dieses unterbewußte Knirschen so laut sein, daß sogar der Partner von den Geräuschen geweckt wird!

Diese übermäßige Beanspruchung führt nicht nur zu Schäden an Zähnen und Kiefergelenken, sondern verursacht auch Symptome wie: Gleichgewichtsstörungen, Hörstörungen, Tinnitus und Gesichtsschmerzen.

Neben einer zahnärztlichen Sanierung ist hier vor allem das Unterbewußtsein des Knirschers gefragt!

1. Welche Wut beißt er?
2. Welchen Ehrgeiz kann er nicht ausleben?
3. Welche Beißhemmungen hat er tagsüber im bewußten Leben?

Seelische Zusammenhänge

Leicht überhörbar

Geh Du vor, sagte die Seele
zum Körper, auf mich hört
er nicht, vielleicht
hört er auf Dich.

Ich werde krank werden,
dann wird er Zeit für Dich
haben, sagte der Körper
zur Seele.

Ulrich Schaffer

Dieses Gedicht von Ulrich Schaffer beschreibt meine täglichen Erfahrungen als praktizierende Ärztin.

Allerdings könnte ich noch überspitzter formulieren: Selbst bei aufgetretener (= hörbar gewordener) Krankheit nehmen sich die Patienten keine Zeit für sich selbst.

Dies liegt meiner Meinung nach – neben vielen anderen Aspekten – an zwei Punkten:

1. An dem in unserer Gesellschaft dominierenden Leistungsdenken.

   Vielfältig spult sich das Leben der Patienten in meiner Privatpraxis nach folgendem Schema ab: Je mehr ich leiste, desto mehr Lob und Anerkennung, desto mehr Zugehörigkeitsgefühl bekomme ich. Dabei stellt die Jagd nach dem Geld nur einen Ersatz dar für das Verlangen nach Anerkennung und Zugehörigkeitsgefühl. Noch extremer wird es natürlich, wenn sich das *„Dagobert-Syndrom"* verselbständigt und eine Eigendynamik entwickelt. Man denke nur an die Bewunderung, die einem Menschen zuteil wird, der sich damit brüstet, einen 16 Stunden Arbeitstag zu haben. Dieser Leistungsdruck ist heute schon bei Kindern vorhanden.

Fallbeschreibung:

Eine 13-jährige Patientin mit Tinnitus hat einen voll durchorganisierten Tagesablauf: Von 8.00 Uhr bis 13.00 Uhr Schule. Am Nachmittag Flöten-, Ballett- und Florettunterricht. Die Patientin ist vollkommen gestreßt. Sie ist aber nicht gewillt, irgendeinen dieser druckmachenden Programmpunkte zu streichen. Entsprechend ist ihr Muskelbefund extrem verhärtet, bereits in diesem jugendlichen Alter!

Dieses Muster der Leistungserbringung beginnt in der Schule, führt sich fort in der Berufsausbildung und im Job und kann sich in der Tinnitusbehandlung festsetzen.

Fallbeschreibung:
Eine 33-jährige Unternehmensberaterin berichtet während der Anamneseerhebung von ihrer Schulzeit, die bereits von Streß geprägt war: Turnen, Reiten, Voltigieren, Leistungskurse und Fördergruppen für Wettkämpfe. Ihre Berufsausbildung verlief ähnlich programmatisch. Die Behandlung ihres seit 4 Wochen bestehenden Tinnitus versucht sie nach bewährtem Muster zu bekämpfen:

Infusionstherapie, Akupunktur, Sauerstoffüberdruck-Kammer, Neuraltherapie, Psychotherapie und jetzt bei mir Chirotherapie...

Auch in unserer Sprache äußert sich dieses Leistungsdenken:
Wir haben vorwiegend eine Bewertungssprache und keine Verständigungssprache. In der Bewertungssprache gilt vorwiegend die Abwertung.
Die Menschen sprechen sofort in den Kategorien: Das ist gut, das ist schlecht. Auch zur Angst- und Neidabwehr eignen sich Abwertungen vorzüglich.
Eine Verständigungssprache in der man Kontakt findet und sich konstruktiv über die Sprache zu verstehen versucht, ist leider die Seltenheit.

2. Körperliche Symptome und Krankheiten sind für den Patienten eher erträglich, als die eigenen Gefühle für sich selbst zu reflektieren. In die eigene Psyche zu blicken ist immer noch mit einem Hautgout behaftet. Denn lieber wird die eigene Problematik auf die Umgebung, andere Menschen oder den Staat projiziert, als sich mit der eigenen Psyche zu befassen; geschweige denn, die seelische Programmstruktur zu ändern.

Dies kann sich derart zuspitzen, daß sich Patienten lieber operieren lassen, als eine Psychogenese ihrer Probleme zu akzeptieren. Man kann direkt von einer „Seelenblindheit" – in diesem Zusammenhang sogar von einer „Seelentaubheit" sprechen.

Allerdings sollte man beachten, daß Schmerzen, Schwindel, Hörstörungen und Tinnitus zusätzlich seelische Überlagerungen hervorrufen. Das Bewegungssystem steht unter psychischer Kontrolle und verleiht seelischen Vorgängen Ausdruck. Das Achsenorgan muß sich stets wechselnden Bedingungen der Umwelt und des Organismus anpassen. Dadurch besteht eine enge Beziehung zwischen Psyche und Körperhaltung, also auch zwischen Psyche und Wirbelsäule.

Gerade beim Schwindel - mehr noch als bei Schmerzen – wird eine psychische Reaktion hervorgerufen. Dies kann daher kommen, daß bei Schwindel verschiedene widersprüchliche Informationen aus der Peripherie ankommen, die das Zentralnervensystem nur schwer bewältigen kann. Wichtig ist, bei im Vordergrund stehender psychogener Symptomatik die oft diskreten organischen Befunde nicht zu übersehen.

Tatsache ist, daß Tinnitus ein Symptom mit vielerlei Ursachen darstellt.

Es gibt zahlreiche Untersuchungen und Literatur über seelische Zusammenhänge bei Tinnitus (siehe Literaturverzeichnis). Man kann Tinnitus auch als innere Stimme bezeichnen, die man wahrnehmen sollte.

Fallbeschreibung:
Eine 43-jährige Geschäftsinhaberin kommt zu mir in die Praxis wegen Hörminderung und Tinnitus. In der Anamnese fällt auf, daß sie schon lange Jahre unter Nackenbeschwerden, Kopfschmerzen und Gleichgewichtsstörungen leidet. Bisher hat sie sich für diagnostische Maßnahmen oder gar eine spezielle Therapie keine Zeit genommen. Seit Auftreten der Hörminderung und der Ohrgeräusche hat sie jedoch starke Ängste bekommen. Denn vor allem aufgrund der Hörminderung erfährt sie eine soziale Isolation. Sie muß in Gesellschaft dauernd nachfragen, so daß Gespräche fast nicht mehr sinnvoll zu führen sind.
Jetzt ist der Druck der Symptome für sie so stark, daß sie sich selbst wichtig ist und sie sich Zeit für eine Untersuchung und Behandlung bei mir nimmt.

Vielfach wird der Tinnitus als eine Wahrnehmungsstörung beschrieben. Ein erklärtes Ziel bei allen Tinnitus-Behandlungen ist, dieses Symptom des Ohrgeräusches auf eine andere – erträglichere – Wahrnehmungsebene zu bringen.

Fallbeschreibung:

Eine 53-jährige Sekretärin war bei mir wegen beidseitig starkem Tinnitus in Behandlung. Wegen Therapieresistenz wurde sie in eine Tinnitus-Spezialklinik überwiesen. In dieser Klinik wurde vor allem mit psychotherapeutischen Entspannungstechniken mit ihr gearbeitet. Als die Patientin später einmal wieder wegen Kreuzschmerzen meine Praxis aufsuchte, fragte ich sie nach den Ohrgeräuschen.

Sie winkte lässig ab und sagte, daß sie zwar noch da seien, sie aber nicht mehr sehr stören würden.

Dies ist das Ziel einer jeden Tinnitus-Behandlung: Wenn die Symptomatik schon nicht zu beheben ist, dann ist Linderung oder Wahrnehmungsminderung für jeden Betroffenen schon **der** Behandlungserfolg!

Teil II

In der Physik wird unsere Vorstellungskraft aufs äußerste gefordert,

nicht wie in der Literatur, die uns Dinge vorstellen will, die nicht wirklich da sind,

sondern einfach in dem Sinn, daß wir die Dinge, die da sind , begreifen sollen.

Richard Feynman (1918 – 1988)

Eigene Untersuchungen von 1200 Patienten mit Tinnitus, Gleichgewichtsstörungen und Kopfschmerzen

Von 1979 bis 1986 arbeitete ich als Ärztin an der Universitätsklinik für Physikalische Medizin (Ludwig-Maximilians-Universität) in München. Damaliger Ordinarius war Herr Professor Dr. med. Heinrich Drexel.

Ab 1984 entwickelte sich eine enge Zusammenarbeit im Klinikum Großhadern mit der dortigen HNO-Klinik mit Herrn Professor Dr. med. Hans Scherer, der jetzt die HNO-Klinik im Klinikum Steglitz in Berlin leitet.

Wir untersuchten damals gemeinsam Patienten mit Gleichgewichtsstörungen und Schwindelanfällen, die von der Halswirbelsäule verursacht sind. Die Patienten wurden HNO-ärztlich, auch mit modernsten Geräten, die in der Weltraumforschung Anwendung finden, von Herrn Professor Scherer untersucht. Anschließend wurden die Patienten von mir aus der Sicht des Bewegungsapparates, der Wirbelsäule und insbesondere der Halswirbelsäule untersucht und chirotherapeutisch behandelt. Mit diesem neuen Befund wurden die Patienten wieder in der HNO-Klinik mit den modernsten Techniken getestet und nachuntersucht.

Es ergaben sich aufsehenerregende Befunde, die zum Weitermachen äußerst stimulierten. Denn bei diesen vielen

Schwindel-Patienten waren auch viele Patienten mit Kopfschmerzen, Hörstörungen und Tinnitus dabei.

Nach meiner Niederlassung 1986 in die freie Praxis habe ich nun insgesamt mehr als 1200 Patienten mit Hörstörungen, Ohrgeräuschen, Schwindel und Kopfschmerzen untersucht, mit modernsten manuellen Techniken behandelt und nachuntersucht.

Überweisende Ärzte sind meistens Hals-Nasen-Ohren-Ärzte (insgesamt 828 = 69 %), das heißt die Patienten sind fachärztlich voruntersucht.

Sonstige Überweiser sind:

- Neurologen (72 Fälle = 6 %)
- Internisten (36 Fälle = 3 %)
- Orthopäden (18 Fälle = 1,5 %)
- Patientenempfehlungen (180 Fälle = 15 %)
- Sonstige (66 Fälle = 5,5 %).

Unter den sonstigen Überweisern befinden sich Zahnärzte, Kieferchirurgen und Kieferorthopäden; dazu kommen Patienten über Mundpropaganda einschließlich Empfehlungen der Tinnitus-Liga. Die fachübergreifende Zusammenarbeit der Zahn- und Gesichtsspezialisten hat sich in den letzten Jahren enorm entwickelt. Das interdisziplinäre Arbeiten integriert die Zusammenhänge zwischen Kiefergelenk, Kaumuskulatur und Hörstörungen, Gleichgewichtsstörungen, Gesichts- und Kopfschmerzen. Daß von Seiten des Bewegungssystems allerdings der Gesamtstatus des Patienten erhoben werden muß, ist selbst „ganzheitlich" bewußten Patienten nicht immer nachvollziehbar...

Fallbeschreibung:
Ein 59-jähriger Anwalt kommt in meine Praxis wegen permanentem Tinnitus. Zusätzlich leidet er unter lumbalen Bandscheibenbeschwerden. Er möchte nur an der Halswirbelsäule untersucht und behandelt werden, da er sich nicht vorstellen kann, daß seine Kreuzschmerzen etwas mit seinem Tinnitus zu tun haben könnten. Als ich ihm die reflektorischen Zusammenhänge an der Wirbelsäule erläutere, insbesondere mit dem vegetativen Nervensystem, ist er mit der Untersuchung und Behandlung seines gesamten Bewegungsapparates dann doch einverstanden.

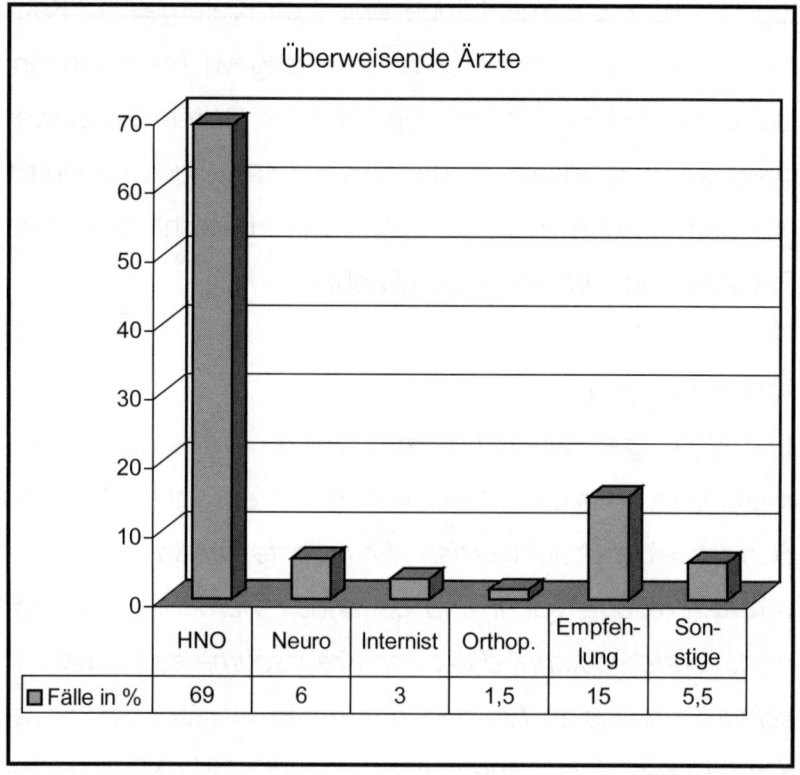

Altersstruktur und Geschlecht

Mein klinischer Lehrer Herr Professor *Karel Lewit* aus Prag sagte mir immer:

„Hüte Dich vor Patienten mit Tinnitus!"
Auf meine Frage: „warum?", äußerte er:
„Dann hast Du eine Schlange von alten Mütterlein vor der Türe, denen Du nicht helfen kannst..."

Bei dieser Aussage handelt es sich allerdings um *Lewit´s* ärztliche Erfahrung von mehr als 50 (!) Jahren.
Also galt mein erstes Interesse bei meinen vielen Patienten der Untersuchung der beiden Kriterien Alter und Geschlecht.
Von den insgesamt 1200 Patienten liegt das Durchschnittsalter aller Patienten zwischen 31 und 40 Jahre. Die Tendenz geht jedoch immer mehr in Richtung zur noch jüngeren Generation!
Davon waren 57 % Männer und 43 % Frauen. (s. Abb. 2)

Daraus erkennt man, daß zwei Punkte der alten Lehrmeinung bereits widerlegt sind:

1. Altersstruktur

Die Altershäufigkeit liegt zwischen 31 und 40 Jahren, wobei doch eine erstaunliche Häufigkeit bereits zwischen 21 und 30 Jahren besteht.

Die jüngste Patientin bei mir war 7 Jahre alt, ein Patient war 13 Jahre alt. Aus der HNO-Klinik in Großhadern sind mir Untersuchungen bekannt über Kleinkinder mit Ohrgeräuschen! Viele Jugendliche haben ein akutes Lärmtrauma in der Diskothek oder nach Rockkonzerten erlitten, andere nach Schießübungen, sei es beruflich oder in der Freizeit entstanden.

Den Gebrauch eines Walkman leugneten die meisten verständlicherweise ab. In U- und S-Bahn hier in München ist es aber immer noch häufig zu sehen: die jungen Menschen beiderlei Geschlechts mit einem Walkman direkt im Ohr. Das bezeichne ich für das so sensible Sinnesorgan als „direkte Körperverletzung"!

Im übrigen drängt sich mir immer mehr der Verdacht auf, daß übermäßiger „TV-Konsum" und Strahlensmog auch zu Tinnitus führen kann. Weiterhin habe ich Patienten, die, vordergründig betrachtet, als einzigen Risikofaktor eine tägliche „Rennstrecke" von ihrem Zuhause zur Arbeit in Maximalgeschwindigkeit absolvieren. Beachtet man diesen doch erheblichen Streßfaktor mit zusätzlich möglichen Wirbelsäulenverspannungen, so hat man wieder einen Anknüpfungspunkt sowohl für eine diagnostische als auch eine therapeutische Vorgehensweise.

Fallbeschreibung: *Ein 39-jähriger Anwalt fährt täglich von seinem Haus an einem der oberbayerischen Seen in seine Kanzlei nach München. Wie selbstverständlich jagt er seine schwere Limousine mit Höchstgeschwindigkeit über die Autobahn. Seit Monaten leidet er unter Tinnitus beidseits. Während eines Bremsmanövers vor zwei Wochen verrenkte er sich den Nacken. Die penetranten Nackenschmerzen rechts und eine Hemmung der Drehbewegung seiner Halswirbelsäule nach rechts führen ihn in meine Praxis. Bei der Untersuchung ist festzustellen, daß er seine Ohrgeräusche durch Drehung des Kopfes und Kiefergelenksbewegungen verändern kann. Dies verbessert die Chance für eine erfolgreiche Chirotherapie erheblich!*

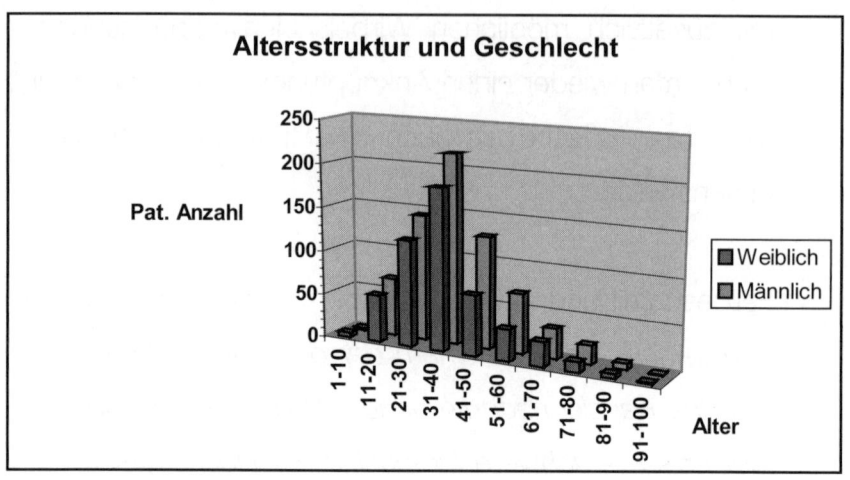

Abb. 2

2. Geschlecht:

Es sind nicht mehr primär „Die alten Mütterlein", die ärztliche Hilfe bei Ohrgeräuschen suchen, sondern es zählen mehr Männer als Frauen mit Hörstörungen und Tinnitus zu meinem Patientenklientel. In dieser neuen Untersuchung waren es 57 % Männer und 43 % Frauen. Also ist der Anteil der Männer 14 % höher als der Anteil des weiblichen Geschlechts.

Zusätzliche Symptome

Welche zusätzlichen Beschwerden gaben die Patienten noch an?

Alle 1200 Patienten wurden bei der Anamneseerhebung nach zusätzlichen Beschwerden gefragt. In dieser Studie werden vor allem solche Symptome untersucht, die pathogenetisch mit Funktionsstörungen der Wirbelsäule zusammenhängen können.

- Einen **Hörsturz** hatten 312 Patienten erlitten (26 %).
- **Gleichgewichtsstörungen (Schwindel)** gaben 516 Fälle an (43 %).
- **Kopfschmerzen** hatten 468 Fälle (39 %).
- **Nackenschmerzen** äußerten 624 (52 %).
- **Kreuzschmerzen** hatten 216 (18 %).
- **Herzbeschwerden** gaben 36 Fälle an (3 %).

Mehrfachangaben sind möglich, da die Patienten unterschiedlich viele Beschwerden haben (s. Abb. 3).

Fallbeschreibung:

Eine 33-jährige Hausfrau kommt seit 1987 in Abständen in meine ärztliche Praxis. Vordergründig klagte sie über Schwindel und Ohrgeräusch rechts. Vorausgegangen war ein Hörsturz rechts. Sie mußte in 9 Monaten 3 mal umziehen. Bei eingehender Befragung bejaht sie zudem Kopfschmerzen mit begleitender Übelkeit. Gelegentlich leidet sie unter Kreuzschmerzen.

Anamnestisch erwähnenswert ist ein Autounfall 1986.

Der Schwindel und das Ohrgeräusch waren 1987 erfolgreich chirotherapeutisch behandelt worden. Die Hauptproblematik bei dieser Patientin ist die Überlastung in Haushalt und Familie. Dadurch zieht sich die Patientin immer wieder Symptome zu, die den Systemcharakter der Funktionsstörungen am Bewegungsapparat deutlich klar machen: derzeit hat sie Beschwerden in der Leiste und Kreuzschmerzen, die ins Bein ausstrahlen. Da sie immer rechtzeitig bei Symptombeginn in die Praxis kommt, können die Beschwerden jeweils rasch behoben werden. Zudem führt sie unterstützend die hier erlernten Übungen konsequent und korrekt zu Hause durch.

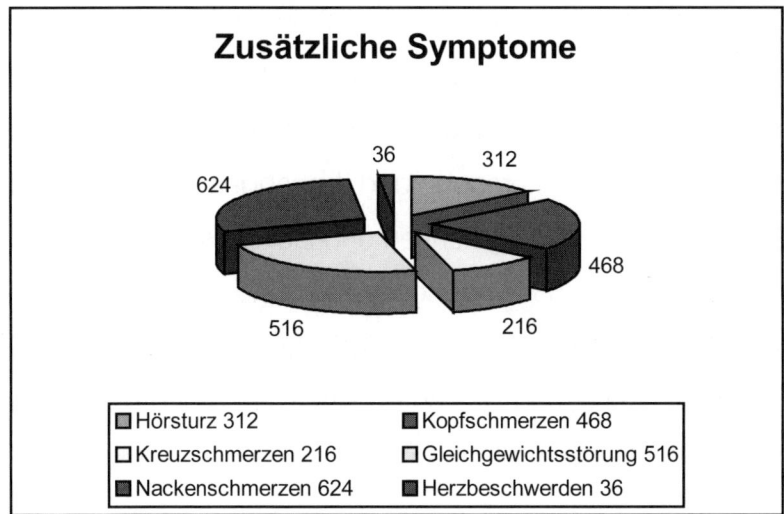

Abb. 3 Mehrfachangaben sind oft der Fall!

Nackenschmerzen und Kreuzschmerzen unterscheiden sich zahlenmäßig bei Patienten mit Hörstörungen und Gleichgewichtsstörungen doch erheblich. Laut *Vladimir Janda* aus Prag (persönliche Mitteilung) kommen Nackenschmerzen und Kreuzschmerzen beim Durchschnittspatienten in einer chirotherapeutischen Praxis jedoch gleich häufig vor! Der hohe Prozentsatz an Nackenschmerzen in dieser Untersuchung hängt somit offensichtlich sehr mit dem Tinnitus zusammen. An dieser Stelle möchte ich ein Ergebnis aus der Untersuchung nach Behandlung vorwegnehmen: nach Behandlung ist der Nackenschmerz auch das Symptom, das am schlechtesten zu beeinflussen ist!

Und dies, obwohl selbstverständlich jeder Patient ganzheitlich untersucht und behandelt wird. Das heißt, daß auch die Funktion der Lendenwirbelsäule, des Beckens und dortige Störungen untersucht und behandelt werden. Auch Störungen in den Fußgelenken und Beinen sind bedeutsam für das gesamte Bewegungssystem und können Ursache der Nackenschmerzen sein. Auf den schwer beeinflußbaren Nackenschmerz richtet sich mein deutliches Augenmerk in der zukünftigen Forschung.

Fallbeschreibung:

Eine 35-jährige, schlanke Bibliothekarin sucht bei mir ärztliche Hilfe wegen Tinnitus beidseits. Darüber hinaus klagt sie sehr über quälende Nackenschmerzen. Sie hat schon alle möglichen Maßnahmen getroffen: heiß-feuchte Wickel am Abend, neue Bürostühle, diverse Nackenkissen im Bett. Medikamentöse Behandlung schlägt ihr auf den Magen-Darm-Trakt. Da sie sehr bewegungsfreudig ist, zeige ich ihr Übungen zur Stabilisierung ihrer muskulär labilen Halswirbelsäule. Dies verschafft ihr Linderung. Sobald allerdings die Beschwerden nachlassen, vernachlässigt sie die Übungen – bis die Nackenschmerzen sich wieder in ihr Bewußtsein drängen...

Lokalisation des Tinnitus

Oftmals ist es für die Betroffenen gar nicht einfach, den Tinnitus zu lokalisieren.
In meiner Untersuchung zeigt sich dies bei ca. 3 % der Fälle (36 Patienten). Entweder können sie den Tinnitus an sich nicht genau beschreiben, zum Beispiel als Druckgefühl, Watte- oder Wassergefühl in den Ohren, verbunden mit Unwohlseingefühlen und undefinierbaren Geräuschen. Oder Patienten projizieren die Hörwahrnehmung nach außen: Also außerhalb ihres Kopfes oder gar des Raumes. Die einseitig belästigten Patienten beschrieben das Ohrgeräusch häufig als Restsymptom nach einem Hörsturz.
26 % der Fälle (312 Patienten) gaben das Geräusch rechtsseitig an, 29 % der Fälle (348 Patienten) linksseitig. Also sind die einseitigen Fälle in dieser Studie gleich verteilt, aber relativ häufiger als die Patienten mit beidseitigen Ohrgeräuschen. Bei 42 % der Patienten (504 Fälle) wurde das Ohrgeräusch beidseitig beschrieben, wobei häufig ein Ohr lauter summte und brummte als das andere.

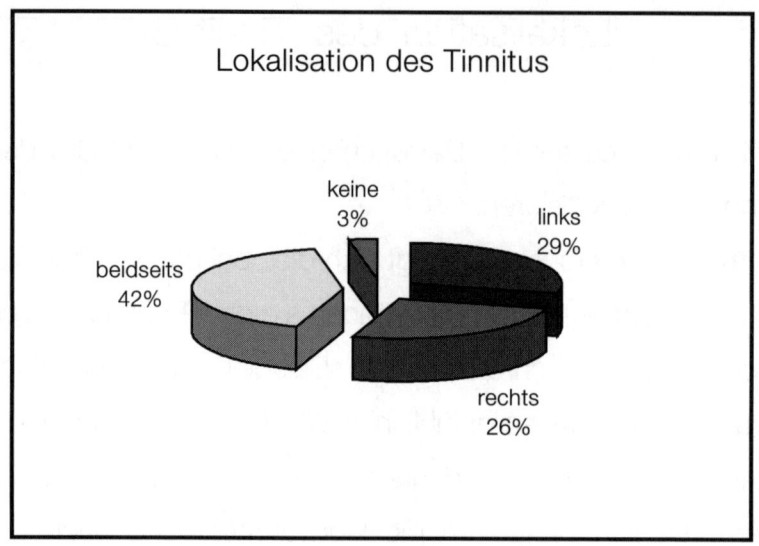

An dieser Stelle sei die Möglichkeit der Maskierung oder Verdeckung der Ohrgeräusche durch äußere Quellen erwähnt. Dies beginnt mit beruhigender Hintergrundmusik, Zimmerspringbrunnen und endet bei elektro-akustischen Maskern. Die technischen Untersuchungen zur Verdeckung des Tinnitus zeigen ganz klar, daß es verschiedene Arten von Tinnitus gibt. *Feldmann* befaßt sich seit Jahrzehnten damit und stützt mit seinen Experimenten die Theorie, daß die Verdeckung von Tinnitus eine nervliche Hemmung darstellt – und nicht auf einem mechanischen Problem des Hörorgans beruht.

Überhaupt wird man den zentralnervösen Mechanismen des Hörens mehr Aufmerksamkeit widmen müssen. Ein neuer Begriff in der Behandlung des chronischen Tinnitus ist die Tinnitus-Retraining-Therapie. Dabei soll das Unterbewußtsein von der Wahrnehmung der lästigen Geräusche abgekoppelt werden. Der Patient soll im Laufe der Therapie den Tinnitus als unwichtig empfinden und seine Aufmerksamkeit mehr auf die Geräusche aus der Umgebung richten. Hierzu gibt es ein Gerät, das ähnlich aussieht wie ein Hörgerät. Dieses Tinnitus-Control-Instrument erzeugt ein fortwährendes Rauschen, dessen Pegel knapp unterhalb des subjektiv empfundenen Tinnituspegels liegt. Das Therapieziel dieser Retraining-Methode ist eine Gewöhnung an den Tinnitus und eine Meisterung des Alltages mit ihm. Er stellt also keine Heilung und Befreiung vom Tinnitus dar.

Fallbeschreibung:

Ein 49-jähriger PR-Manager leidet seit über 10 Jahren unter Tinnitus beidseits. Gelegentlich rauscht es vehement im Hinterkopf. An seiner Arbeitsstelle wird er gemobbt , deshalb hemmen ihn zunehmend Konzentrationsstörungen, er kann nicht mehr richtig schlafen. Zu seinen saisonal auftretenden Schulter- Armschmerzen rechts gesellen sich noch ein Ziehen im Nackenbereich rechts sowie ein Pelzigkeitsgefühl im rechten Unterkieferbereich hinzu. Eine ausführliche neurologische Untersuchung ergibt keinen krankhaften Befund, auch zeigt die kernspintomographische Untersuchung des Schädels keine Auffälligkeiten. Die Schulter- Armbeschwerden sind durch physikalische und chirotherapeutische Maßnahmen jedes Mal gut zu beeinflussen. Um mit seinem Tinnitus besser leben zu lernen, besucht er eine psychotherapeutische Gruppe, kombiniert mit einer Retrainingstherapie. Er führt sie konsequent über Monate hinweg durch. Der Tinnitus bleibt unverändert, er hat aber wieder an Lebensqualität hinzugewonnen!

Dauer des Tinnitus

Obwohl bekannt ist, daß der Tinnitus im akuten Stadium die besten Heilungsaussichten hat, erscheint in meiner Praxis nur etwas mehr als ein Drittel der Fälle erstmals mit akutem Tinnitus (35 % = 420 Patienten). Dies liegt natürlich auch daran, daß Betroffene mit Hörstörungen jeglicher Art naturgemäß und richtigerweise zuerst zum HNO-Arzt gehen und sich dort fachärztlich untersuchen lassen. Wenn die Patienten einmal erfolgreich von mir behandelt worden sind und sie Monate oder Jahre später erneut von einem Ohrgeräusch attackiert werden, dann kommen sie oftmals gleich zu mir in die Praxis. Dann gilt es, die Symptomatik differentialdiagnostisch zu analysieren und gegebenenfalls den HNO-Arzt hinzuzuziehen.

Definitionsgemäß wurde der akute Tinnitus bei der Dauer von bis zu drei Monaten festgelegt. Hält das Ohrgeräusch mehr als drei Monate kontinuierlich an, so gilt es als chronisch.

Natürlich kommen in meiner Praxis auch Fälle mit jahrzehntelanger Dauer vor. Das extremste Beispiel ist ein Kopfschmerzpatient:

Fallbeschreibung:

Ein 72-jähriger Pensionist leidet seit mehr als 60 Jahren an Kopfschmerzen. Er bezeichnet diesen Kopfschmerz als „ecclesiogen". Vor mehr als 15 Jahren haben sich Ohrgeräusche dazugesellt. Da er von mir gehört habe, wolle er meine Behandlung „ausprobieren".

Daß nach solch einer langjährigen Vorgeschichte eine Linderung oder gar Heilung schwierig zu erzielen ist, hat der Patient glücklicherweise gleich eingesehen....

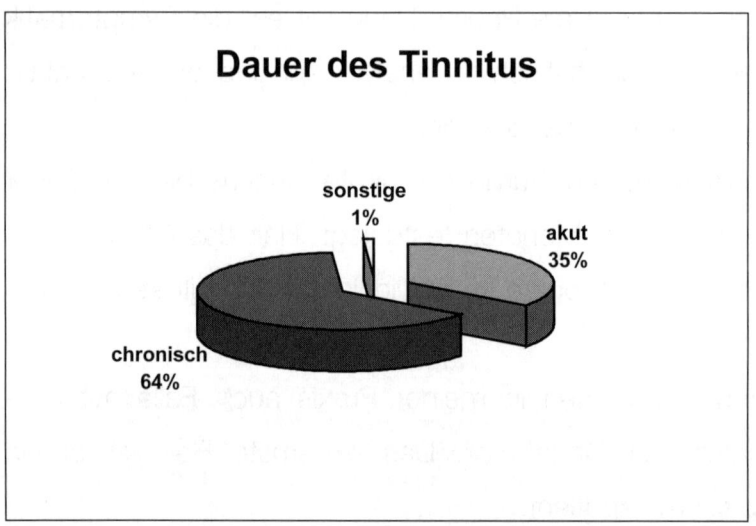

Abb. 4

Von meinen 1200 Patienten sind 768 Fälle (64 %) mit chronischem Tinnitus, 420 Fälle (35 %) mit akutem Tinnitus. Bei den restlichen 12 Patienten (1 %) ist die Dauer des Tinnitus nicht mehr festzustellen (s. Abb. 4).

Auch bei der Heilungsquote unterscheidet sich das Ergebnis von der neuesten Literatur. Bei insgesamt 228 geheilten Patienten waren 57 % der Fälle chronisch, es konnte also bei 130 chronischen Tinnitus-Patienten das Ohrgeräusch völlig zum Verschwinden gebracht werden.

Bei 52 akuten Fällen hatten die Patienten nach der Behandlung keinen Tinnitus mehr, es waren also von den akuten Tinnitus-Patienten 52 Fälle geheilt. Ebenso zeigten bei der Linderung der Beschwerden von insgesamt 552 gebesserten Fällen eine Besserung ihrer Lebensqualität: 370 Patienten mit chronischem Tinnitus und 127 Fälle mit akutem Tinnitus. Bei insgesamt 372 Fällen ergab sich keine Änderung durch die Behandlung. Bei diesen Patienten waren 212 mit chronischem Tinnitus und 71 mit akutem Tinnitus.

Lediglich bei den Verschlechterungen (z. B. Lauterwerden oder Frequenzänderung des Tinnitus nach Behandlung) waren von den insgesamt 36 Fällen chronische und akute Fälle gleich häufig. Die Verschlechterung nach Behandlung darf nicht erschrecken, denn wo eine Wirkung eines Therapeutikums stattfindet, kann gesetzmäßig auch immer eine Nebenwirkung eintreten. Auch hier gilt die Maxime: es kommt immer auf die Dosierung an – im Falle der Chirotherapie z. B. auf die Feinfühligkeit!

Hinzu kommt, daß eine genaue dreidimensionale Vorstellung der Anatomie und vor allem der funktionellen Biomechanik der Gelenke Voraussetzung ist. Denn – im Gegensatz zum Chirurgen, der aufschneiden und sein Operationsfeld sehen kann – muß der Chirotherapeut durch das geschlossene System arbeiten: sprich durch die Haut! Und bei vollem Bewußtsein des Patienten. Im Kontext mit seinem räumlichen Vorstellungsvermögen muß der Chirotherapeut sein theoretisches Wissen praktisch in die Hände umsetzen und am Patienten erfolgreich anwenden. Man kann es mit der Tätigkeit eines Pianisten vergleichen: auch er muß aus den Noten der Komposition praktisch dem Klavier die Töne entlocken und die Musik gestalten.

Deshalb ist für den Arzt die Theorie des Bewegungssystems und die Technik der Durchführung der Handgriffe Voraussetzung, damit er sich beim Patienten damit nicht mehr aufhalten muß. So kann er sich ganz und gar differenzialdiagnostischen Erwägungen widmen (= welche Diagnose stelle ich hier und heute bei diesem Patienten) und präzise differenzialtherapeutische Maßnahmen anwenden (= welche adäquate Behandlungstechnik und in welcher Dosierung wende ich sie heute bei diesem Patienten an). Somit hat das undifferenzierte „Durchknacksen" von oben bis unten, die Wirbelsäule rauf und runter, wenig mit subtiler Diagnostik zu tun. Dennoch wird es leider heute immer noch so gehandhabt und gleicht eher einem Schrotschuß-schießen, nach dem Motto: „es wird schon irgendwas dabei sein – und somit helfen"...

Hier ein Beispiel einer hochriskanten Untersuchung und Behandlung, die mit korrekter Diagnostik und wohldosierter Behandlung zum Erfolg führte.

Fallbeschreibung:
Eine 48-jährige medizinisch-technische Assistentin sucht meine Praxis auf wegen Kopfschmerzen, Tinnitus und Zustand nach Hörsturz rechts. Sie hat eine außergewöhnliche Vorgeschichte: 1994 wurde sie während einer 9 ½ stündigen Operation von einem Meningeom (= gutartiger Tumor der Hirnhaut) befreit. Bis zur Diagnosestellung des zu operierenden Meningeoms waren sieben Jahre mit rasenden Kopfschmerzen, Sehstörungen und Doppelbildern vergan-

gen. Die Operation war gelungen, die Beschwerden weitgehend weg.

1997 erlitt sie einen Hörsturz rechts, darauf folgten Tinnitus und wieder Kopfschmerzen, die nach der Operation bleibend behoben gewesen waren.

Nach dieser Anamnese wollte ich eigentlich nur vorsichtigst manuell untersuchen. Ich war mir ziemlich sicher, daß es sich nicht um eine Funktionsstörung der Halswirbelsäule handeln konnte, sondern eher um ein Rezidiv des Meningeoms. Aber beim ersten Handgriff an die Kopfgelenke war mir klar: hier besteht eine extreme Fehlstellung des Atlas (= erster Halswirbel). Er war total nach rechts verlagert, das rechte Schlüsselbein war nach rechts oben hochgezogen. Ebenso waren massive Muskelverkrampfungen im rechten Nacken und im ganzen rechten Schultergürtel zu tasten. Mit meinem ganzen Mut behandelte ich die Patienten vorsichtigst mit chirotherapeutischen Griffen, aber auch craniosacral und mit meiner von mir entwickelten auriculo-orofazialen Relaxationstechnik.

Nach 4 Sitzungen war die Patientin bleibend beschwerdefrei, die Kopfschmerzen waren weg, der Tinnitus auf 30 % reduziert.

Diese spektakuläre Fallschilderung ist sicherlich unüblich, unterstreicht aber einmal mehr, daß man die Klagen der

Patienten nicht pauschal abweisen soll, sondern sie mit Sorgfalt und Courage untersuchen muß und man bei entsprechender Befunderhebung einen dosierten Behandlungsversuch zu wagen hat !

Halswirbelsäulenbefunde

Was versteht man unter einer Gelenkblockierung?

Eine Gelenkblockierung ist eine Bewegungseinschränkung in einem Gelenk. Findet diese Mangelbeweglichkeit in einem Wirbelgelenk statt, spricht man von einer segmentalen Blockierung (s. Abb. 5). Aber auch alle anderen Gelenke können in der Bewegung herabgesetzt sein, z.B. in der Schulter, in einem Finger- oder Fußgelenk.

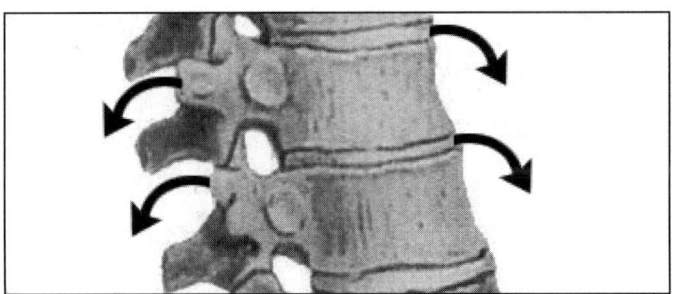

Abb. 5 Gelenkaufbau schematisch an einem Wirbelsegment

Diese Bewegungshemmung kann **Schmerzen** erzeugen – und zwar akut und ziemlich heftig! Die Schmerzen können im Kopf- und Gesichtsbereich auftreten, im Nacken, in der Schulter, den Armen und Händen, im Rücken, den Hüftgelenken, Beinen, Kniegelenken und Füßen. Diese Schmerzen treiben den jeweilig Betroffenen dann zum Arzt. Aber nicht nur Schmerzen können durch Gelenkblockierungen entstehen, sondern auch andere Symptome wie:

- Gleichgewichtsstörungen, Schwindel
- Hörstörungen, Sehstörungen und Tinnitus
- Heiserkeit und Räuspern, funktionelle Stimm- und Schluckstörungen
- „Herzschmerzen", Herzrhythmusstörungen
- Bauchbeschwerden wie Verstopfung,
- Regelbeschwerden bei Frauen.

Es sei noch einmal hervorgehoben, daß die Blockierung eine eingeschränkte Gelenkfunktion ist. Dies ist außerordentlich wichtig, da in der Wirbelsäulenmedizin der „Bandscheibenschaden" einen viel zu hohen Stellenwert einnimmt. Tatsache ist, daß zwischen den ersten beiden Halswirbeln im Kopfgelenkbereich anatomisch gar keine Bandscheiben existieren! Konkret heißt das, daß die Störungen und Symptome, die von den Kopfgelenken ausgehen, mit Sicherheit nicht bandscheibenbedingt sind. Besonders jugendliche Patienten haben höchst selten „degenerative" Verschleißerscheinungen, wenn sie unter Symptomen im Kopfgelenkbereich leiden. Auch hier ist die Ursache oft eine Blockierung oder eine Überbeweglichkeit (Hypermobilität) der Gelenke.

An dieser Stelle sei eine wissenschaftliche Untersuchung von der Cleveland-Universität in Ohio erwähnt: Dort untersuchte man bei 100 beschwerdefreien Probanden kernspintomographisch die Lendenwirbelsäule. Davon hatten 30 Patienten einen Bandscheibenvorfall! Das heißt also, daß ein Bandscheibenvorfall nicht unbedingt Schmerzen oder Beschwerden machen muß. Das Delikate bei der Untersuchung war, daß die meisten Probanden mit kernspintomographisch nachgewiesenem Bandscheibenvorfall sportlich aktiv waren.

Fast immer werde ich nach möglichen Ursachen von Blockierungen gefragt. Diese können sein:

- Fehlhaltung, Fehlbewegung, Fehlbelastung oder Überlastung

Schon morgens nach dem Schlafen, beim Aufstehen, müssen wir uns dehnen und strecken, ebenso nach längerem Sitzen oder Arbeiten in einer unbequemen Stellung. Übergänge zwischen leichten Blockierungen und schädigenden Belastungen, die zu strukturellen Veränderungen im Bewegungssystem führen sind fließend.

- Sport
- Freizeit- und Verkehrs u n f ä l l e

Fallbeschreibung:

Ein 45-jähriger Ingenieur kommt in meine ärztliche Behandlung wegen Tinnitus beidseits. Zuerst begann der Tinnitus rechts, jetzt ist er zusätzlich links.

Vor drei Monaten erlitt der Patient einen schweren Verkehrsunfall: Als Fahrradfahrer wurde er von einem PKW erfaßt und auf die Straße geschleudert. Dabei brach er sich die rechte Schulter, die Verletzung mußte operativ versorgt

werden. Mit Sicherheit ist bei diesem Unfall die Halswirbelsäule ebenfalls traumatisiert worden. Jedenfalls lassen die manuell erhobenen Befunde seiner Kopfgelenkblockierun-

gen diesen Schluß zu. Nach fachgerechter chirotherapeutischer Behandlung haben seine Ohrgeräusche nachgelassen.

Die Wirbelsäule, insbesondere aber die Halswirbelsäule ist von Geburt an verletzungsbedingten Funktionsstörungen ausgesetzt. Wer bei Geburten zuschaut wundert sich ohnehin, daß es nicht mehr Störungen der oberen Halswirbelsäule gibt!

Die Überstreckung der Halswirbelsäule des Neugeborenen beim Geburtsakt auf dem natürlichen Wege strapaziert die Halswirbelsäule schon mächtig. Viele kleine direkte und indirekte Traumata wie Stürze, Spiel- und Sportunfälle folgen. Meistens vergißt der Patient diese bei der Anamneseerhebung zu erwähnen. Die Energie dieser Bagatelltraumen ist aber noch immer im Gewebe.

Die Wirbelsäule kann auch aufgrund nervös reflektorischer Verschaltungen sekundär in Folge angegriffen werden, zum Beispiel durch Erkrankungen innerer Organe. Gerade bei

Brustwirbelsäulenstörungen muß man immer an internistische Erkrankungen denken.

Der Grenzstrang des *Sympathicus* läuft entlang der Brustwirbelsäule. Dieser ist funktionell der eine Teil des vegetativen oder autonomen Nervensystems. Der Einfluß des autonomen Nervensystems unterliegt nicht unserem Willen – es ist autonom! Es reguliert den Rhythmus des Herzens, die Durchblutung der inneren Organe, den Spannungszustand der Muskulatur, die Funktion der Sexualorgane, die Verdauung, die Schweißsekretion und vieles mehr. Der *Sympathicus* ist zuständig für die aktive Versorgung der inneren Organe, den Muskeltonus und die Hormone. Steht ein Mensch unter Druck, wird der *Sympathicus* aktiviert: Die Blutzufuhr zu bestimmten Skelettmuskeln wird erhöht; die Haut und die inneren Organe hingegen werden weniger durchblutet, damit der Mensch optimal „kampfbereit" ist. Steht der Mensch über längere Zeit unter Streß, führt dies zu einer Minderdurchblutung in verschiedenen Organen, auch in Muskeln, Bändern und Knochen. Gönnt er sich keine echten Erholungsphasen, erkrankt der Betreffende, er wird zum Patienten. Von Bedeutung ist, daß die geschädigten Strukturen weiter krank bleiben können, auch wenn die Streßsituation längst vorbei ist (s. Abb. 6).

Der für den passiven Part zuständige Strang des vegetativen Nervensystems heißt *Parasympathicus.* Er sorgt für die Verdauungsleistung, für Schlaf und körperliche Erholung. Neueste Entdeckungen in der Anatomie zeigen, daß die autonomen Nervenzentren im Darm quasi wie ein zweites Gehirn angelegt sind, sie kommunizieren eng mit dem Kopfhirn. 100 Millionen Nervenzellen umhüllen den menschlichen Verdauungstrakt. Es kommen also nicht nur Wohlgefühle aus dem Bauch, nein, die Botenstoffe aus der Leibeshöhle beeinflussen sicher auch unser Denken. Deshalb - aber auch wegen der kardinalen Immunleistung des Dünndarmes - ist die Pflege des gesamten Darmes und die Prävention von Darmerkrankungen, z. B. eine Therapie nach *F.X. Mayr* (siehe Wirbelsäule & *Saturn*, **Wirbel** Verlag, München) so überaus wichtig für ein zufriedenes und gesundes Leben.

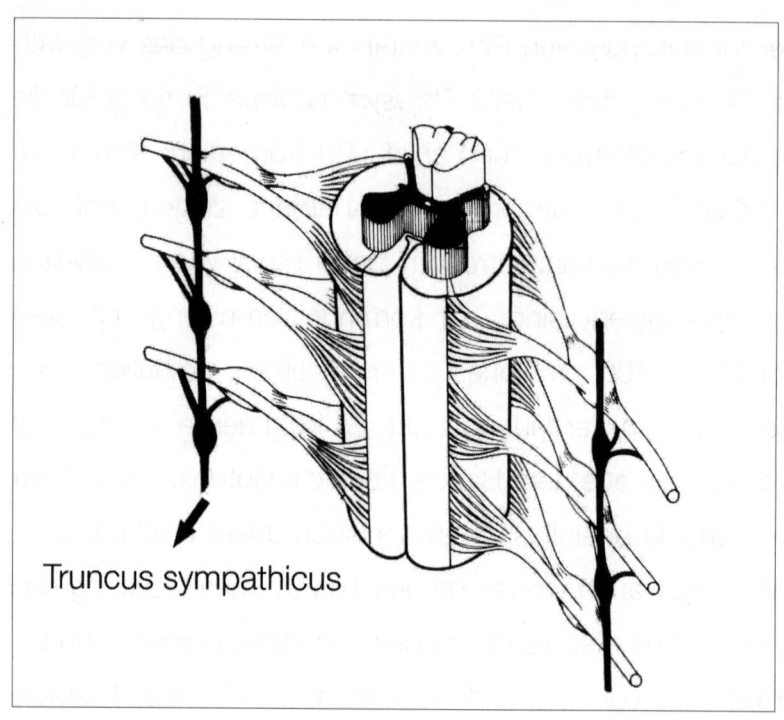

Abb. 6 Grenzstrang des Sympathicus

Wesentlich ist, daß eine Gelenkblockierung bei richtiger Behandlung wieder zu beheben ist. Dies nennt man im Gegensatz zu Erkrankungen, bei denen das Gewebe bereits verändert ist, eine **Funktionsstörung**. Eine Funktionsstörung ist allerdings nicht nur eine Gelenkblockierung - also die Störung der Beweglichkeit allgemein - sondern sie beinhaltet auch die Haltung, die Muskelverspannungen und die daraus entstehenden, vom Gehirn gesteuerten, sekundären Fehlbewegungen und Schonhaltungen.

Die häufigste Ursache von Funktionsstörungen im Bewegungssystem sind Fehlbewegung und Fehlbelastung. Nicht zu vergessen sind dabei die fast immer begleitenden vegetativen Reaktionen des autonomen Nervensystemes, wie

- vermehrte Schweißbildung
- veränderte Durchblutung
- Schwellungsgefühle.

Bei Funktionsstörungen im Kopfgelenkbereich können zusätzlich zu den oben beschriebenen Beschwerden folgende Symptome auftreten:

- Sehstörungen (unscharfes Sehen und/oder Grauschleiersehen)
- Konzentrationsstörungen, Minderung der Merkfähigkeit
- Beeinträchtigung des Mittelzeitgedächtnisses, rasche Ermüdbarkeit
- Schlafstörungen mit Folgesymptomatik
- Beeinträchtigung der allgemeinen Leistungsfähigkeit
- Appetitlosigkeit und
- labile Stimmungslage, die bis zur depressiven Verstimmung reichen kann.

Bei längerandauerndem Schmerz, aber auch bei Tinnitus, kommt es zu Persönlichkeitsveränderungen mit depressiven, autistischen Zügen und dem Syndrom der reizbaren Schwäche. Dadurch sinkt sowohl die Lebensfreude als auch die Lebensqualität. Umweltkontakte werden reduziert.

Die Leistungsfähigkeit und die Leistungswilligkeit lassen nach. Der Betroffene empfindet eine tiefgreifende Veränderung seiner gesamten Persönlichkeitsstruktur. Die Überlappung seiner körperlichen Beschwerden mit den seelischen Folgeerscheinungen erschweren ihm dann oftmals den Zugang zu einer angemessenen Chirotherapie. Allzu leichtfertig wird er auf ein „psychosomatisches Abstellgleis" verschoben, ohne daß ihm fachgerechte Diagnostik und Therapie zuteil wurde.

Die Funktionsstörung im Bewegungssystem wird heutzutage als Dysfunktion bezeichnet und beinhaltet
- Bewegungseinschränkung - entweder durch eine Gelenkblockierung oder/und eine muskulär-hemmende Abwehrspannung
- erhöhte Gewebsspannung
- vegetative Begleiterscheinungen wie vermehrte Schweißbildung
- veränderte Durchblutung
- Schwellungsgefühle
- Fehlhaltung und Fehlbewegung.

Fallbeschreibung:
Ein 38-jähriger Holzschnitzer leidet unter einem akuten Ohrgeräusch rechts seit etwa 2 Monaten. Nach intensivem Befragen meinerseits gesteht er, daß sich das Sausen in seinem Ohr nach einem exzessiven Disco-Besuch eingestellt hat. Dort konsumierte er die Designerdroge Ecsta-

sy. Schwindel und Kopfschmerzen traten nicht auf. Der manuelle Befund war eher diskret. Somit konnte ich dem Patienten chirotherapeutisch nicht helfen. Auch eine hyperbare Sauerstofftherapie ist bei ihm erfolglos geblieben.

Eigene Untersuchungen

Selbstverständlich erhebe ich bei jedem Patienten den gesamten Wirbelsäulenstatus. In diesem Buch möchte ich pars pro toto die Untersuchungsergebnisse des geheimnisvollen Kopfgelenkbereiches darstellen. Hier wird die manuelle Untersuchung des Gelenkes zwischen Hinterhaupt und erstem Wirbel (Atlas) mit der Frage einer Unterbeweglichkeit (Blockierung) und der Beeinträchtigung des Gelenkspiels dargelegt. An dieser Stelle sei betont, daß von **allen** Patienten Röntgenbilder der Halswirbelsäule in zwei Ebenen mit Darstellung der Kopfgelenke vorher angefertigt wurden.

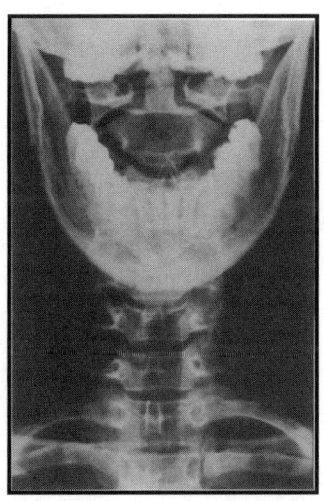

Röntgen der Halswirbelsäule von vorne

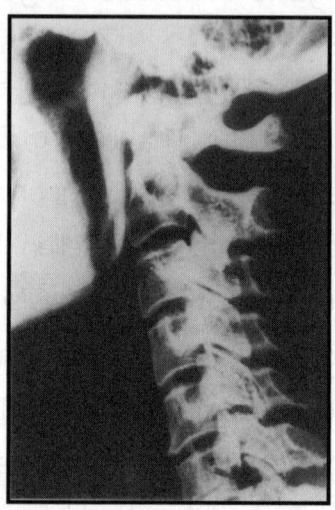

Röntgen der Halswirbelsäule **seitlich**

Befundauswertung Hinterhaupt - Atlas

Von den 1200 Patienten hatten 1092 Patienten (91 %) eine Gelenkblockierung (Dysfunktion) im Bereich zwischen Hinterhaupt und Atlas (= erster Halswirbel).

Davon waren 624 in Vorbeuge zwischen Hinterhaupt und erstem Wirbel (52 %) blockiert, 156 Patienten (13 %) hatten eine Blockierung zwischen Hinterhaupt und Atlas in Rückbeuge, 228 Patienten (19 %) in Vor- und Rückbeuge.

Weiterhin kann zwischen Hinterhaupt und erstem Wirbel auch die endständige Drehung (Rotation) untersucht werden: Diese war bei 84 Patienten (7 %) eingeschränkt.

108 Patienten (9 %) hatten keine Bewegungshemmung zwischen Hinterhaupt und erstem Halswirbel.

(s. Abb. 7)

An diesem Untersuchungsergebnis erkennt man, welche Stellung eine Bewegungshemmung zwischen Hinterhaupt und erstem Wirbel bei dem Symptomenkomplex Kopfschmerzen, Schwindel und Ohrgeräuschen spielt.

91 % aller Patienten hatten bereits in diesem Segment eine Bewegungsstörung (siehe entwicklungsgeschichtliches Kapitel).

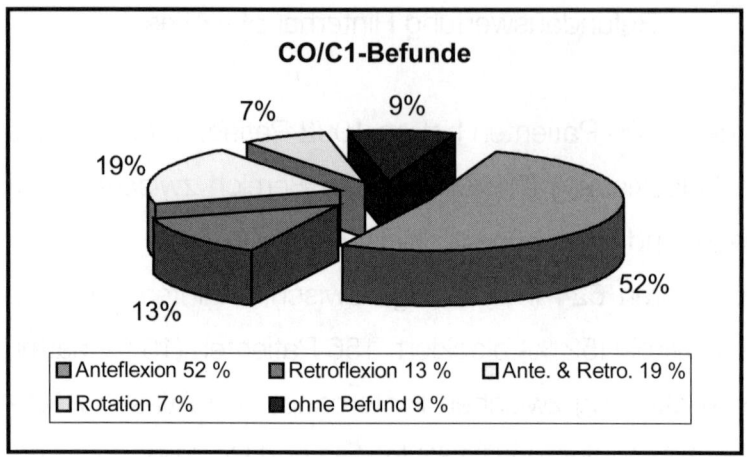

Abb. 7

Selbstverständlich untersuchte ich jedes Segment der Halswirbelsäule. An dieser Stelle seien noch die Untersuchungsergebnisse zwischen erstem und zweitem Wirbel (zwischen Atlas und Axis = Epistropheus) beschrieben:

Dieses Gelenk zwischen erstem und zweiten Wirbel zählt ebenfalls zum Kopfgelenkbereich und hat als Hauptfunktion die Drehung (Rotation) - wohingegen die Beweglichkeit zwischen Hinterhaupt und erstem Halswirbel hauptsächlich in Vorbeuge und Rückbeuge besteht. Auch hier war eine frappante Zahl an Bewegungsstörungen zu objektivieren:

Von den 1200 Patienten hatten 1140 Patienten (95 %) eine Hemmung in diesem Gelenk; also 4 % mehr Blockaden in diesem Segment als zwischen Hinterhaupt und erstem Halswirbel.

Wegen der häufig vorhandenen Muskelverspannungen im Übergang zur Brustwirbelsäule und zum gesamten Schultergürtelbereich sei hier nur erwähnt, daß auch der Übergang von Halswirbelsäule zur Brustwirbelsäule (= cervikothorakaler Übergang) bei 96 % aller Patienten blockiert und bewegungsgehemmt war.

1152 Patienten hatten eine Störung in den Wirbelsegmenten zwischen Halswirbelsäule und Brustwirbelsäule.

Fallbeschreibung:

Eine 64-jährige Hausfrau bekommt beim Studieren des Fahrplans in der S-Bahn ein Ohrgeräusch rechts. Sie beschreibt es als ein hohes Geräusch, das sie vor allem tagsüber beeinträchtigt. Dann drängt sich ihr ein Nachtgeräusch links zusätzlich auf. Die Patientin ist sehr verzweifelt, da sie sich neben ihren Pflichten als Hausfrau nebenberuflich literarischen Studien widmet. Die Ohrgeräusche rauben ihr jegliche Lebensqualität. Keine Erkrankung in ihrem bisherigen Leben hat ihrem eigentlichen Dasein derart geschadet und ihre geistige Tätigkeit dermaßen eingeschränkt.

Dieser Patientin konnte ich rasch und anhaltend helfen. Sie wird nur noch von ihrem Tagesgeräusch behelligt, so daß wenigstens ihre Nachtruhe Erfrischung bringt. Bei besonders schweren körperlichen Arbeiten im Haushalt tritt das Tagesgeräusch vermehrt auf. Somit ist hier eine Abhängigkeit des Tinnitus vom muskuloskelettalen System wahrscheinlich. Das Nachtgeräusch ist bleibend geheilt.

Die Patientin sucht mich in größeren Abständen auf, wenn sie wegen übermäßiger Arbeiten im Haushalt wieder Muskelverspannungen im Nacken, im gesamten Schultergürtelbereich und in der Brustwirbelsäule hat.

Muskelverspannungen

Jeder hat schon mal einen akuten Muskelkrampf beobachten können, wenn nicht sogar selbst darunter gelitten: Etwa ein Fußballspieler, der sich am Fußballfeldrand unter Schmerzen windend die Wade zu entkrampfen versucht. Dieser akute Wadenmuskelkrampf ist jedem hinlänglich bekannt. Allerdings hat der Mensch mehr als 400 verschiedene Muskeln, die sich alle auf ihre eigene spezifische Weise verkrampfen können. Diese verspannten Muskeln treten aber nicht so vordergründig in Erscheinung wie der jedem bekannte Wadenmuskelkrampf. Leider machen oftmals die verspannten Muskeln ganz versteckte Symptome. Zum Beispiel kann der große Hüftbeugemuskel (M. Ilio Psoas) mit Bauchschmerzen auftreten oder als Leistenschmerzen imponieren. Genauso verhält es sich auch mit der Nacken- und Kaumuskulatur. Verspannungen der Nackenmuskulatur können zu Kopfschmerzen führen, Verspannungen der Kaumuskulatur zu Ohren- und Gesichtsschmerzen.

Man muß sich den Gegensatz vor Augen führen, den die Halswirbelsäule leisten muß: Auf der einen Seite muß sie größtmögliches Bewegungsausmaß gewährleisten (etwa bei der Kopfdrehung beim Einparken eines Wagens in die enge Parklücke), andererseits liegt in diesem Bereich der Halswirbelsäule das verlängerte Rückenmark mit lebenswichtigen Nervenzentren. Die Hals- und Nackenmuskulatur sowie die Halswirbelsäule muß also auch Schutz für das verlängerte Rückenmark gewährleisten.

Die Gefährlichkeit dieser Wirbelsäulenregion konnte man bei dem tragischen Unfalltod der Skirennläuferin Ulrike Maier erkennen. Sie verunglückte am 29.01.1994 im Alter von 26 Jahren bei einem Weltcup-Skirennen. Die Unfallursache bei ihr war eine tödliche Verletzung dieses gefährlichen Halswirbelsäulenbereiches (Kopfgelenkbereich).

Bei Funktionsstörungen kommt es zu einer muskulären Abwehrspannung, die die weiterschädigende Bewegung hemmt. Dies bedeutet zuerst eine muskuläre Schutzfunktion, die zu Schmerzen führen kann. Der Nackenbereich ist allerdings auch für die Gleichgewichtserhaltung zuständig. Es gibt nachgewiesenermaßen Nackenreflexe, die für das Gleichgewicht bedeutsam sind. Deshalb gibt es bei Störungen im Kopfgelenkbereich so häufig Patienten mit Schwindelanfällen. Da aber das Gleichgewichtsorgan und das Gehör im Ohr zusammenliegen, ist die Beteiligung von Hörstörungen und Tinnitus bei Gleichgewichtsstörungen und Nackenschmerzen naheliegend. Am häufigsten äußern sich verspannte Muskeln mit Schmerzen. Sie sind dann auch selbst oder durch einen Untersucher als verhärtete Muskelstränge zu tasten. Nicht zu vergessen sind hierbei auch die Faszien und Bänder. Diese Gewebeformen und die Muskulatur nennt man „Weichteile". Für verspannte und verkürzte Weichteile, einschließlich der Muskulatur, sind spezielle Behandlungsarten entwickelt worden. Man nennt sie „Weichteiltechniken", im Gegensatz zur Behandlung von Gelenkblockierungen.

Ziel aller Behandlungstechniken ist die Wiederherstellung eines harmonischen Gleichgewichtes zwischen den verschiedenen Muskelgruppen und einer vollkommenen Funktion der Gelenke.

Was heißt verschiedene Muskelgruppen?

Grob gesagt gibt es zwei Formen von Muskeln:
- diejenigen mit **tonischer** Funktion
- diejenigen mit **phasischer** Funktion.

Die tonischen Muskeln haben eine Haltefunktion (zum Beispiel der Bizepsmuskel oder der Kapuzenmuskel im Nacken = M. Trapezius) und neigen zur Verkürzung.

Die phasischen Muskel haben mehr Bewegungsfunktion und neigen zur Abschwächung bis Schlaffheit (zum Beispiel die Bauchmuskeln und die Gesäßmuskeln).

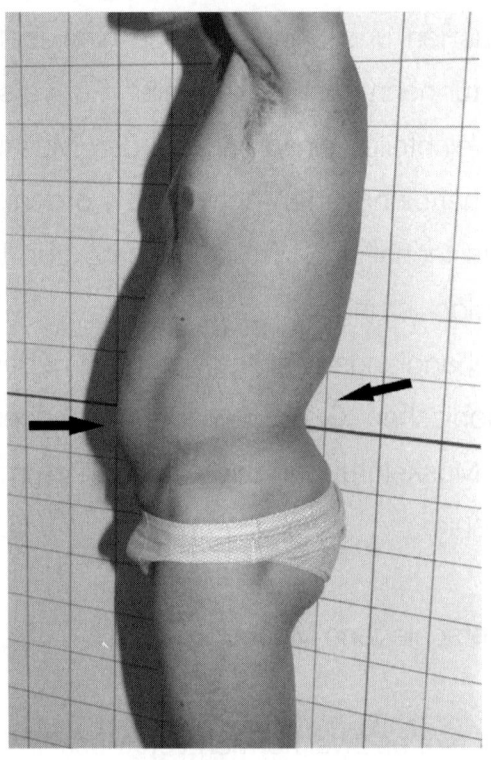

Muskuläre Dysbalance: abgeschwächte Bauch- und Gesäßmuskulatur, verkürzte lumbale Rückenmuskulatur

Nun ist es meist so, daß ein akutes Schmerzereignis mit einer Muskelverspannung einhergeht. Dies heißt also für das therapeutische Vorgehen:

Zuerst den verspannten Muskel - oder die verspannte Muskelgruppe - lösen und entspannen (relaxieren).

Erst wenn die akute (Schmerz-) Symptomatik behoben und die verkürzten Muskeln gedehnt sind, kommt der zweite Behandlungsschritt: die abgeschwächten Muskeln kräftigen und auftrainieren.
Deshalb gilt generell: Zuerst die verkampften und verkürzten Muskeln entspannen und dehnen, dann erst die abgeschwächten Muskeln kräftigen und auftrainieren. Die Effektivität dieser Vorgehensweise hat *Janda* aus Prag exzellent elektromyographisch nachgewiesen und entwickelt.

Die moderne Chirotherapie (in USA „Osteopathie") legt nicht nur Wert auf die Wiederherstellung eines funktionsgestörten Gelenkes, wie etwa durch eine „knackende Manipulation". Sie zielt heutzutage vielmehr auf eine Entspannung (Relaxation) der verspannten Muskulatur, Bindegewebe, Faszien und Weichgewebe. Es hat sich nämlich gezeigt, daß der Behandlungserfolg viel länger anhält, wenn mit diesen modernen Techniken behandelt wird. Zudem ist die Behandlung für den Patienten viel schonender!
Der Zugang zum Patienten mit Hilfe physikalischer Maßnahmen geht über die Haut. Das sind Kälte- und Wärme-

therapien, Wasseranwendungen, Elektrotherapie, Klima- UV- und Lichttherapien.

Im akuten Fall kann die Schmerztherapie auch medikamentös unterstützt werden: Mit Spritzen, Tabletten und Lokalanästhetika (Neuraltherapie).

Dann aber geht es nur mit speziellem Erheben eines Muskelstatus und individueller Therapieplanung und Differenzialtherapie. Es hat sich gezeigt, daß die Mitbehandlung der Muskulatur und der Weichteilgewebe die beste Vorbeugung gegen erneute „Attacken" darstellt (Sekundärprävention).

Mit den modernen, sanften Techniken kann die Behandlung zwar geringfügig langwieriger dauern, der Therapieerfolg hält dafür wesentlich länger an und die Vorgehensweise ist für den Patienten und sein Körpergewebe weitaus schonender.

Die Auswertung der Muskelbefunde

Bei meinen Untersuchungen habe ich systematisch die Muskulatur geprüft und die Muskelbefunde vor und nach Behandlung erhoben.
Am häufigsten war der Kopfnicker (s. Abb. 1 Seite 37 M. Sternocleidomastoideus = STM) verkürzt: Bei insgesamt 1032 Patienten (86%). Bei 516 Patienten (43 %) waren die Nackenstrecker (Extensoren = Ext.) verspannt. Sie liegen tief unter der Hinterhauptschuppe und sind nur korrekt zu tasten, wenn der Patient auf dem Rücken liegt (s. Abb. 8).
Bei 216 Patienten (18 %) war der Kapuzenmuskel (M. Trapezius) vordergründig verkürzt und schmerzhaft. Hier sind natürlich Mehrfachnennungen möglich, da die meisten Patienten mehrere schmerzhaft verspannte Muskeln aufwiesen.
Selbstverständlich gibt es noch weitere betroffene Muskelgruppen, die Kombinationsmöglichkeiten sind gewissermaßen unerschöpflich. Der Übersichtlichkeit halber seien hier nur die häufigsten genannt.
Das aufregendste Ergebnis ist allerdings die Häufigkeit der vorhandenen schmerzhaft verspannten Kaumuskulatur:

Bei 1068 Patienten (89 %) fanden sich eine Fehlfunktion der Kiefergelenke mit schmerzhaft verkrampften Kaumuskeln.

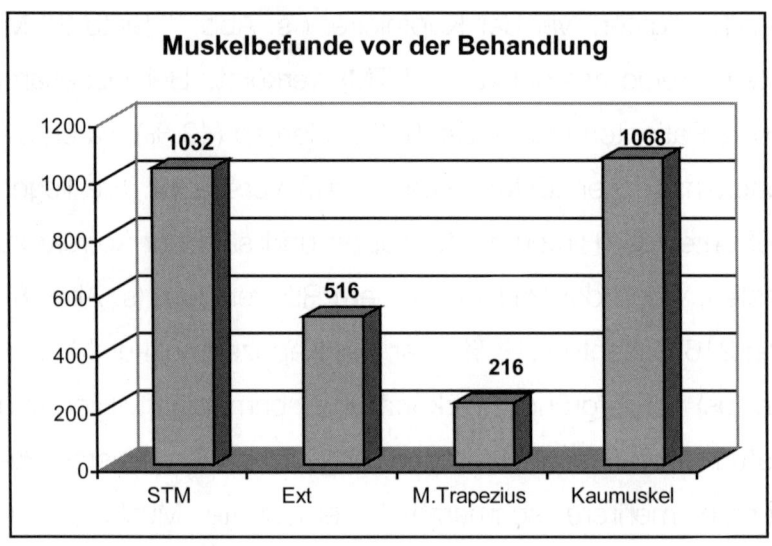

Abb. 8 (Mehrfachangaben möglich)

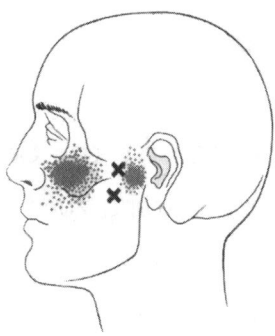
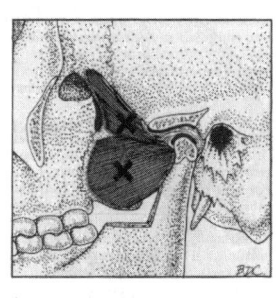

Innere Kaumuskulatur

(aus *Janet G. Travell* und *David G. Simons*)

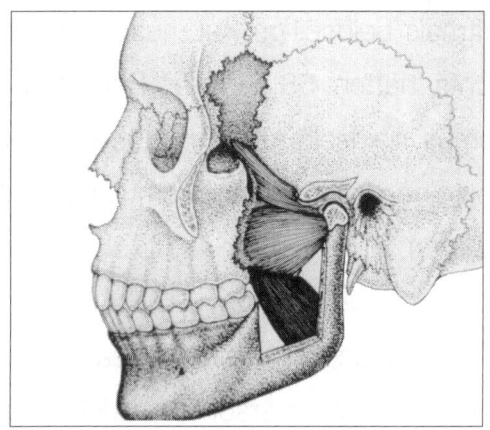

Musculus Pterygoideus medialis (dunkel)

Musculus Pterygoideus laterlias (hell)

Kaumuskelbefunde in Bezug zur Seitigkeit des Tinnitus

Die herausragende Befundkorrelation ist die Seite der Kaumuskelverspannung im Zusammenhang zur Seite des Tinnitus.
Beim Tinnitus rechts überwiegt die Kaumuskelverkrampfung rechts (46 %). Bei Tinnitus links hatten 36 % einen ausschließlichen Kaumuskelspasmus links. Bei Patienten mit Tinnitus beidseits hatten in meiner Untersuchung gar 93 % der Patienten einen beidseitigen Kaumuskelspasmus. Auch bei einseitigem Tinnitus hatten die Patienten oftmals beidseitige Kaumuskelverkrampfung: bei Tinnitus rechts hatten 53 % aller Patienten einen Kaumuskelspasmus beidseits, bei Tinnitus links hatten 58 % der Patienten einen Kaumuskelspasmus beidseits.
(s. Abb. 9 a, b, c)

Da Muskelverspannungen in einer Gesamtpopulation links häufiger sind als rechts (persönliche Mitteilung von Herrn Professor *Janda,* Prag), ist doch eine erhebliche Übereinstimmung von der Seite des Tinnitus und der Seite der

Kaumuskulatur festzustellen. Die Entdeckung dieser Befunde haben mich zur Entwicklung meiner **neuen Behandlungstechnik** veranlaßt und hingeführt.

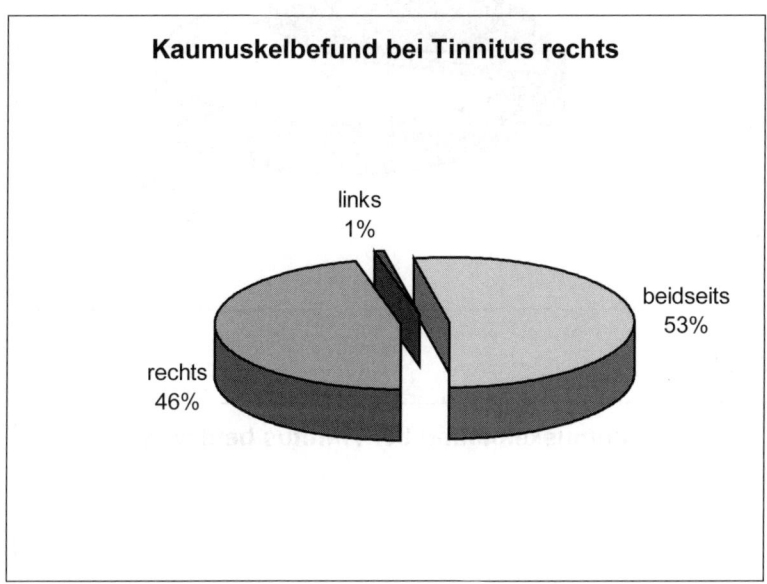

Abb. 9a

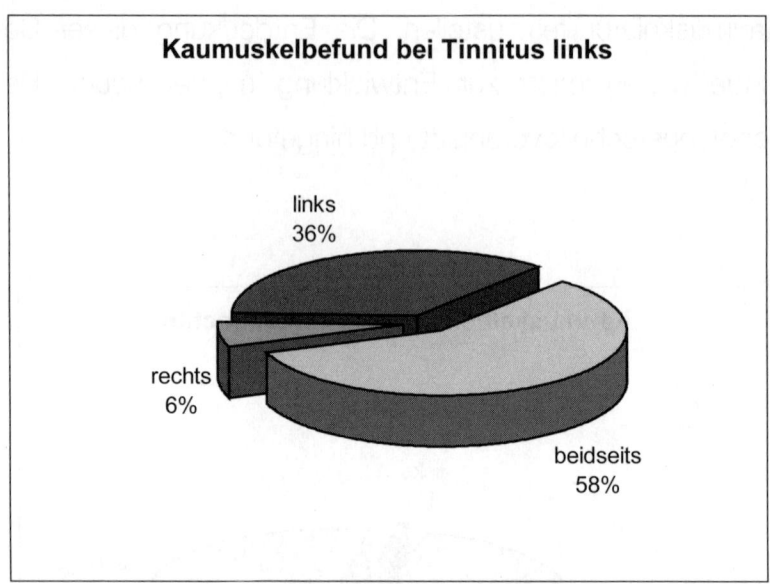

Abb. 9 b

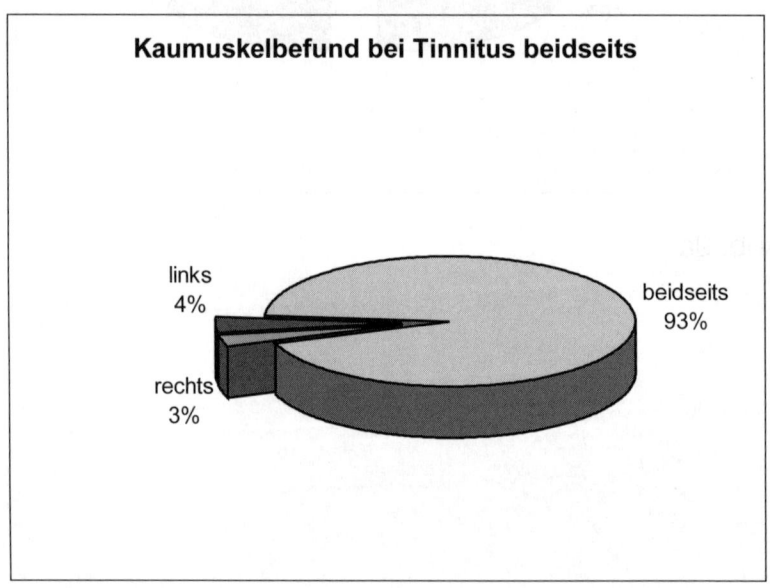

Abb. 9 c

Neu: Gekreuztes Kaumuskelsyndrom

Die Bedeutung der Kaumuskulatur wurde bei Patienten mit Kopfschmerzen, Schwindel und Hörstörungen bisher weitgehend unterschätzt. Bei Zahnmedizinern und Kieferchirurgen ist die Kaumuskulatur jedoch bereits seit längerem Objekt von Untersuchungen. Vor allem aber im Zusammenhang mit den Weichteilgeweben des Gesichtes, des Halses und des gesamten Schädels gewinnt diese Verkettung immer mehr an diagnostischer und therapeutischer Bedeutung. Nun gilt es bei Funktionsstörungen im Kopfgelenkbereich, im Gesicht, Schädel- und Kiefergelenkbereich sowohl dieser großen Muskelgruppe als auch den Weichteilen mehr Aufmerksamkeit zu widmen.

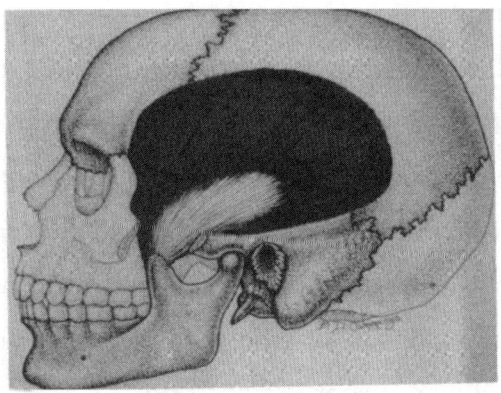

Der große Schläfenmuskel = M. Temporalis
der größte Kaumuskel des Menschen (aus *Simons* und *Travell*)

Der Schläfenmuskel (M. Temporalis) des Menschen ist riesengroß und kräftig. Als ich noch Kind war, imponierten mir bereits die Trapezkünstler, die hoch oben unter der Zirkuskuppel eine Vorrichtung im Mund hatten und daran mit der Eigenschwere des Körpers herumwirbelten. Dies ist neben der Hebelwirkung sicherlich nur mithilfe der massiven Krafteinwirkung der Kau- und Schläfenmuskeln möglich.

Der Schläfenmuskel (M. Temporalis) ist zwar der größte und kräftigste Kaumuskel, jedoch trägt der Bäckchenmuskel (M. Masseter) und die andere Kaumuskulatur innerhalb des Mundes (M. Pterygoideus lateralis und medialis) zum mächtigen Beißvorgang bei (siehe entwicklungsgeschichtliche Betrachtungen).

Bei meinen Untersuchungen stellte ich nun fest, daß
1. die innere Kaumuskulatur (also die Muskulatur innerhalb des Mundes) am häufigsten auf der Seite verspannt ist, auf der der Tinnitus klingelt und rauscht. Wenn der Tinnitus beidseitig ist, ist die Kaumuskulatur bei 93 % der Patienten beidseits innerhalb des Mundes schmerzhaft verspannt (vor meiner Behandlung).

2. Gekreuzter Kaumuskelbefund: Bei einseitigem Tinnitus und einseitiger Kaumuskelverspannung innerhalb des Mundes untersuche ich selbstverständlich auch die gegenüberliegende Schädelhälfte einschließlich der äußeren Kaumuskulatur wie Schläfen- und Bäckchenmuskulatur. In den meisten Fällen, wenn die innere Kaumuskulatur auf der Seite des Tinnitus verspannt ist, zeigt sich auf der anderen Gesichtsseite eine ebenso starke Verspannung, - aber hier der äußeren Kaumuskulatur (Schläfen- und Bäckchenmuskulatur)! Diese Beobachtung ist sehr neu und muß vor allem bei der Behandlung entsprechende Beachtung finden.

Besonderheiten an der Halswirbelsäule

Bereits im entwicklungsgeschichtlichen Kapitel wurde auf die neuen Aufgaben der Halswirbelsäule hingewiesen. Durch die Abkoppelung des Kopfes vom Rumpf übernimmt die Halswirbelsäule neuere Funktionen:

- mehr Beweglichkeit
- mehr Informationsverarbeitung
- die Aufrechterhaltung der Orientierung im Raum
- die Gleichgewichtsregulation.

Außerdem zeigt die Halswirbelsäule eine anatomische Besonderheit, die es sonst nirgendwo mehr am menschlichen Körper gibt: Die **Arteria vertebralis**, s. Abb. 10.

Diese Arterie verläuft durch ein knöchernes Loch direkt seitlich an der Halswirbelsäule und versorgt wesentliche Teile des Hirnstammes. Die Blutversorgung des Hirnstammes über diese Arterie ist lebensnotwendig. Bei einer Unterversorgung kann es zu schweren Lähmungen bis hin zum Tod führen.

Daher:

Vorsicht vor Laienbehandlungen in diesem Bereich der Wirbelsäule!

Eine weitere Besonderheit der Halswirbelsäule sind die Kopfgelenke. Bereits wegen ihrer speziellen Gelenkmechanik

- Hinterhaupt gegenüber erstem Wirbel (Atlas) macht vor allem eine Nickbewegung
- erster Wirbel (Atlas) gegenüber dem zweiten Wirbel (Axis oder Epistropheus) macht hauptsächlich eine Drehbewegung

und der ihr zugeordneten Muskulatur stellt sie ein biologisches Phänomen dar. In diesem Bereich existieren **keine Bandscheiben**.

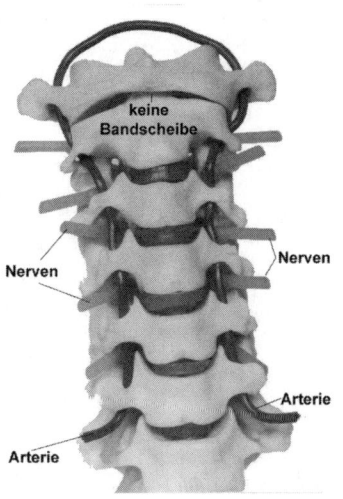

Abb. 10 Arteria vertebralis

Zusätzlich besteht im obersten Nackenbereich ein spezielles Sensorenfeld (Fühler), das in den Kapseln, Sehnen und

Bandansätzen der Kopfgelenke lokalisiert ist. Sinnesmeldungen fließen im Hirnstamm zusammen. Falsche oder fehlende Informationen können daher zu einem intersensorischen Konflikt führen - und der Patient bekommt Schwindelanfälle.

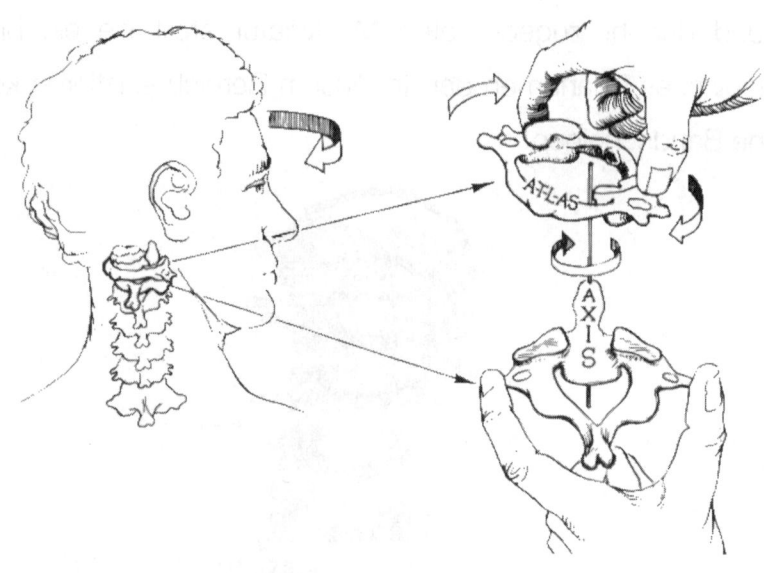

Kopfgelenke aus *Hoppenfeld*

Werden die Sensoren (Fühler) im Kopfgelenkbereich zu sehr gereizt, führt dies an den entsprechenden Muskel- und Sehnenansätzen zu einem Muskelhartspann. Dieser wiederum kann die freie Beweglichkeit der Wirbelgelenke, aber auch der Kiefergelenke, beeinträchtigen. Die dadurch entstehenden Fehlinformationen aus den obersten Halswirbelsäulengelenken können zu einer Störung des Gleichgewichtsempfindens, zu Hör- und Sehstörungen sowie Kopfschmerzen führen.

Fallbeschreibung:

Ein 43-jähriger Programmierer erleidet einen Hörsturz rechts mit Schwindel, Ohrensausen und Übelkeit. Das Ohrgeräusch rechts beschreibt er als pulssynchron, er spürt es parallel zu seinem Herzschlag. Im linken Ohr pfropft sich ein zusätzliches, knisterndes Ohrgeräusch auf, er bezeichnet es als „Kaminfeuer". Zusätzlich äußert er nervöse Ängstlichkeit und Erregbarkeit. Ich untersuchte den Patienten und behandelte ihn mit meiner neuen Methode. Nach 3 Therapietreffen ist der Schwindel geheilt, das „Kaminfeuer" im linken Ohr ist ebenfalls bleibend verschwunden. Das pulssynchrone Geräusch im rechten Ohr ist nach seinem Ermessen um 80 % gesenkt.

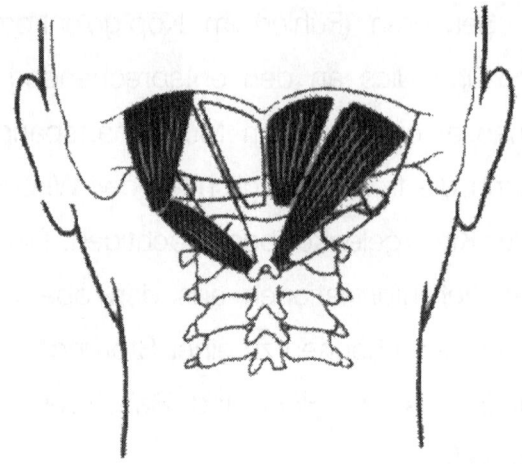

Muskelapparat der Kopfgelenke im Nacken

Die durch die Funktionsstörungen im Kopfgelenkbereich verursachten Symptome wie Schwindel und Kopfschmerzen sind der Handgriffmedizin gut zugänglich. Deshalb ist es für den Arzt notwendig, die Differenzialdiagnostik zwischen einer funktionellen Kopfgelenkstörung und einer Durchblutungsstörung der Arteria vertebralis perfekt zu beherrschen.

Die subtile manual-medizinische Diagnostik ist gerade hier von großer Wichtigkeit und nicht nur die Voraussetzung für die richtige Indikation von Handgriffen, sondern auch der sicherste Schutz vor Zwischenfällen.

Infolge der oben beschriebenen Bedeutung und auch Verletzlichkeit der Arteria Vertebralis kann es durch falsche Behandlungstechniken oder durch zu brüske „Renkereien" (Manipulationen) im Kopfgelenkbereich zu verheerenden Folgen kommen. Lähmungen, sogar Todesfälle nach unsachgemäßen Behandlungen an der Halswirbelsäule hat es gegeben. Deshalb ist es unabdingbar, die exakte Untersuchung der Halswirbelsäule - sowie auch deren Behandlung - in ärztliche Hände zu geben.

Am vorteilhaftesten für den jeweilig betroffenen Patienten sind Ärzte, die mit den angemessenen therapeutischen Techniken vertraut sind, die also über entsprechend qualitativ hochstehende Ausbildungen verfügen.

Außerdem ist bei der Behandlung speziell des obersten Halswirbelsäulenbereiches eine ausreichende Erfahrung vonnöten. Dann ist die Chirotherapie an der Halswirbelsäule gefahrlos!

Voraussetzung jeder manuellen Behandlung ist neben einer exakten manuellen Diagnostik auch die röntgenologische Absicherung, ganz besonders aber eine Röntgenuntersuchung der Halswirbelsäule in zwei Ebenen und eine Darstellung des Kopfgelenkbereiches durch den Mund. Bei weiterhin unklarer Diagnose gilt es dann, computertomographische, kernspintomographische oder weiterführende technische Maßnahmen zur Erhellung durchführen zu lassen.

Der cervikale Schwindel

Krankheiten befallen uns nicht aus heiterem Himmel, sondern entwickeln sich aus täglichen, kleinen Sünden wider die Natur.
*Wenn diese sich gehäuft haben, brechen sie **scheinbar** auf einmal hervor.*

Hippokrates (460 – 370 vor Christus)

Wie Schmerzen und Tinnitus, sind „Schwindelgefühle" nur ein Symptom und keine Diagnose. Patienten verstehen darunter vielfältige Formen der Unsicherheit: Schwanken der Unterlage, Drehschwindel – auch im Bett-, Benommenheit oder Leere im Kopf, ein mulmiges Gefühl beim Aufstehen und Gehen.

Des einen Leid, des anderen Freud´: Für viele Fahrbetriebe auf den Jahrmärkten ist es ein einträgliches Geschäft, den Lustgewinn, den die Reizung der Gleichgewichtssensoren hervorruft, pekuniär zu nutzen. Ob ein Kettenkarussell, eine Achterbahn oder die „Wilde Maus", alle Beteiligten leben vom meist lustvollen Genuß der Beschleunigung und kurzzeitigen Verwirrung der Gleichgewichtsorgane. Die Auswüchse hier auf dem Münchner „Oktoberfest" bis hin zu 5er-Loopings bergen jedoch eine große Gefahr, zumal die

Benutzer dieser Fahrgeschäfte sich meistens vor Betreten Mut antrinken. Diese Loopings und Extrem-Achterbahnen provozieren nicht nur die Gleichgewichtsorgane. Aufgrund starker Beschleunigungsänderungen und abrupter Richtungswechsel ist zusätzlich die Halswirbelsäule verletzungsgefährdet. Wegen der oben erwähnten Alkoholisierung ist auch noch der Muskelschutz beeinträchtigt, die Reflexe sind verlangsamt.

Auch die Medizin unterliegt modischen Wellen, oftmals abhängig von den jeweiligen „Meinungsmachern". Der cervikale Schwindel ist eines der heftig umstrittenen Themen in der Medizin, derzeit mit der Tendenz: „es gibt keinen Schwindel, der von der Halswirbelsäule ausgelöst werden kann". Beschäftigt man sich jedoch intensiv mit der Materie, hört man sich die Schilderungen der Patienten genau an und beherrscht dann noch die manuelle Diagnostik und Therapie der Kopfgelenke, dann kann man den Erfolg verbuchen, Schwindelpatienten rasch, effektiv und anhaltend helfen zu können. Ähnlich wie beim cervikalen

Kopfschmerz sind es die klinischen Erfahrungen und erfolgreichen Behandlungstests, die einen cervikalen Schwindel beweisen.

Fallbeschreibung:

Eine 59-jährige Hausfrau sucht mich auf wegen nicht beherrschbarer Schwindelanfälle. Es begann im September 2000: Die Patientin wachte nachts beim Umdrehen aus dem Schlaf heraus auf. Sie hatte das Gefühl, kopfüber nach vorne zu stürzen. Sie setzte sich auf, alles drehte sich. Sie schwankte zur Toilette, Übelkeit oder Erbrechen erfolgte nicht. In dieser Nacht trat 3 Stunden später eine weitere Schwindelattacke auf, dieses Mal hatte sie kein Absturzgefühl, aber ihr fehlte völlig die Orientierung, wo oben und unten ist.

Mit der Halswirbelsäule habe sie immer Probleme gehabt. 1971 sei sie beim Trampolinspringen kopfüber abgestürzt. Nach mehreren Skiunfällen wurde sie Anfang 2000 erfolgreich chirotherapeutisch behandelt und dabei von ihren Kopfschmerzen befreit. Die Patientin ist leidenschaftliche Bergsteigerin und Kletterin. Eine HNO-ärztliche Untersuchung ergab keinen pathologischen Befund, die Neurologen vermuteten eine passagere Durchblutungsstörung der Arteria vertebralis.

Bei der Anamnese wirkt sie verlangsamt und allgemein beeinträchtigt. Typisch ist, daß sie nur ihre derzeit gravierendsten Symptome schildert. Wichtig zu wissen ist, daß die eine Form von Schwindelattacken nicht unbedingt andere ausschließt. Das heißt: auch schwere Menière- Drehschwindelanfälle können einen zusätzlichen Halswirbelsäulenschwindel beherbergen. Ebenso können sich der nicht seltene, gutartige Lagerungsschwindel und ein cervikaler Schwindel überlappen. (Behandlung und Selbstbehandlung siehe Übungsteil).

Nach angemessener Untersuchung und Behandlung ihrer massiven Kopfgelenkblockierungen und reflektorischen Muskel- und Weichteilverhärtungen kommt die Patientin um Jahre verjüngt und wesentlich vitaler zur Kontrolluntersuchung: Sie hatte 2 Tage nach meiner Behandlung bereits eine Kletterwand in Oberammergau erfolgreich erklommen! Ihre Zielsetzung ist nun, den Kilimandscharo in Tansania zu besteigen.

Wesentlich für den chirotherapeutisch tätigen Arzt ist, daß er neben der Differenzialdiagnostik des Schwindels das technische Know-how der Kopfgelenkbehandlung absolut beherrscht. Man kann das mit einer Ballett-Tänzerin vergleichen, deren technische Übungen ebenfalls Voraussetzung sind für ihre künstlerische Aufführung.

Von allen Beschwerden der Halswirbelsäule ist der Schwindel das Symptom, das am effektivsten und besten zu behandeln ist (siehe auch „Ergebnisse nach der Behandlung").

Der Patient kann es in der Regel nicht beurteilen, welche Form des „Anfassens" ihm zuteil wird. Ganz genau jedoch spürt er Verbesserungen seines Gesundheitszustandes und die langanhaltende Befreiung von seinen Beschwerden.

Häufigste Gegenanzeige: Die Überbeweglichkeit

Die häufigste Gegenanzeige (Kontraindikation) in der Chirotherapie (USA: Osteopathie) stellt die Überbeweglichkeit (Hypermobilität) dar. Oft ist die Überbeweglichkeit eine angeborene Veranlagung.

Aus sportlichen oder künstlerischen Gründen – zum Beispiel bei Tänzerinnen, Akrobaten – kann sie auch gefördert und trainiert werden.

In der Hypermobilität steckt ein erhebliches Stör- und Schmerzpotential. Jeder kann an sich selbst eine eventuelle Überbeweglichkeit testen: wenn Sie versuchen mit der flachen Hand bei gestreckten Knien auf den Boden zu kommen und es gelingt Ihnen, dann liegt der Verdacht nahe, daß Sie überbeweglich sind. Um die Diagnose Hypermobilität zu stellen, sind jedoch weitere Tests vonnöten.

Ein Beispiel ist die Seitneigung der Wirbelsäule: üblicherweise geht die linke Schulter bei der Rechtsseitneigung nur bis zum dicken Strich (und umgekehrt). Hier in der Abbildung überschreitet die Patientin 2 x 10cm (s. Abb. 11). Außerdem hat sie überstreckbare Hand- und Fingergelenke.

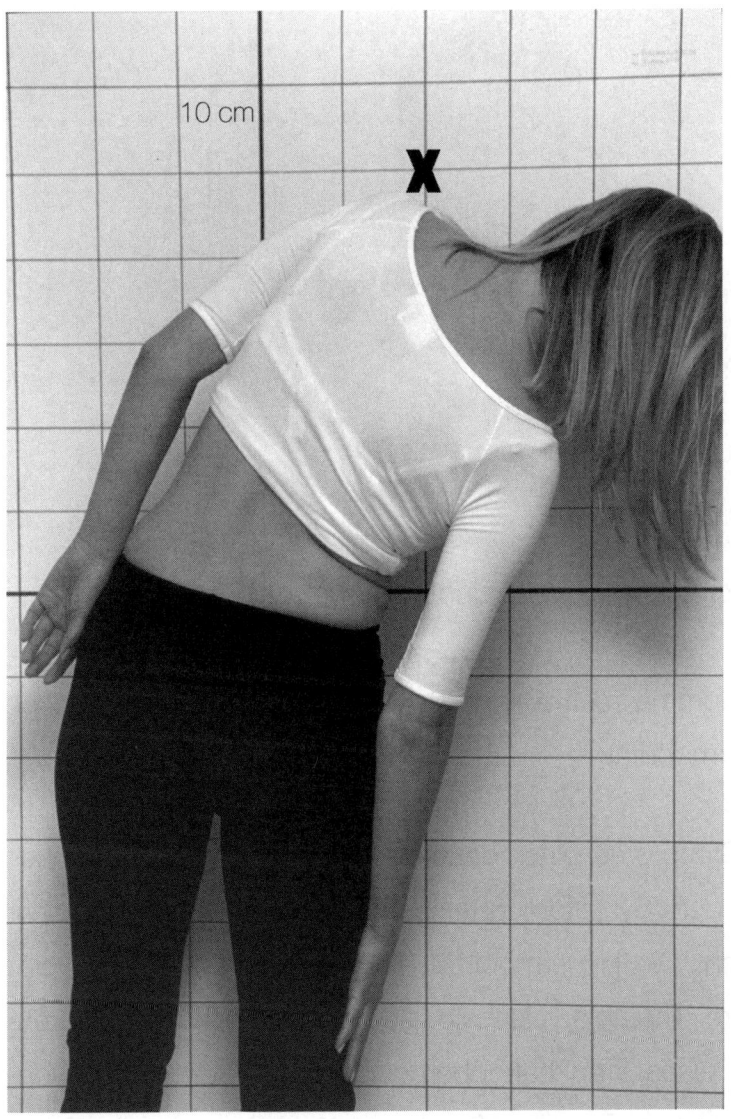

Abb. 11 Untersuchung der Hypermobilität (Seitneigung)

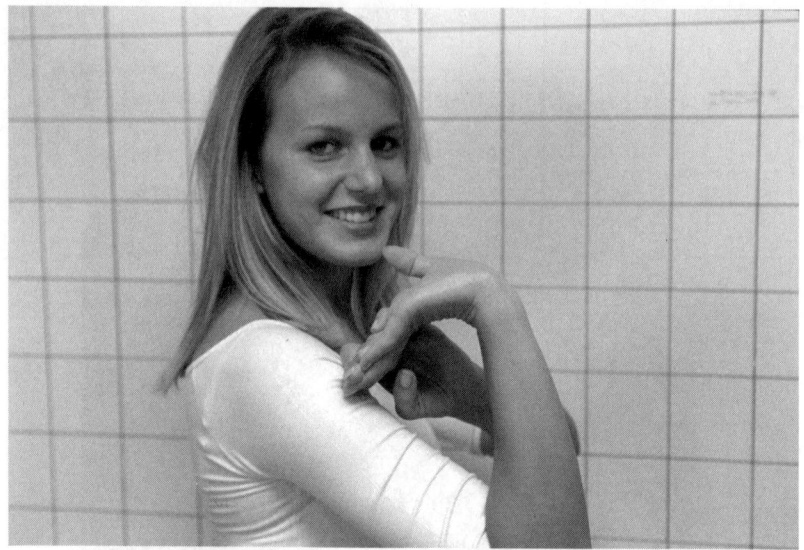

Überstreckbare Hand- und Fingergelenke

Die Summe mehrerer Tests bestätigt dann die Diagnose Hypermobilität.

Die Symptome einer dekompensierten Überbeweglichkeit sind den Symptomen einer Gelenkblockierung oft sehr ähnlich. Die Hypermobilität erfordert allerdings eine völlig andere Therapie. Deshalb ist die diagnostische Abgrenzung eines krankhaft überbeweglichen Gelenkes besonders wichtig. Dies ist oft sehr schwierig, da natürlich in einem überbeweglichen Gelenkapparat auch Gelenkblockierungen möglich sind, die klinische Symptome auslösen.

Fallbeschreibung:

Eine 26-jährige Jurastudentin kommt in meine Arztpraxis und klagt über rasende Kopfschmerzen, die von Schwindelanfällen, Konzentrationsstörungen und Lernunfähigkeit begleitet sind. Dies stört sie erheblich bei ihren Vorbereitungen auf das juristische Staatsexamen.

Zur Anamnese: bei einem Autounfall hatte sie eine Halswirbelsäulendistorsion (früher Halswirbelsäulen-Schleudertrauma) erlitten.

Der Gesamtuntersuchungsstatus der Patientin zeigte alle Hinweise einer Hypermobilität. Im Kopfgelenkbereich allerdings bestanden segmentale Bewegungseinschränkungen, also Blockierungen, vor allem zwischen Hinterhaupt und erstem Wirbel (Atlas), sowie zwischen erstem Wirbel (Atlas) und zweitem Wirbel (Axis oder Epistropheus). Diese Blockierungen waren begleitet von erheblichen Muskelverspannungen in der tiefliegenden Nackenmuskulatur.

Zur Behandlung: Zuerst löste ich manuell die Muskelverkrampfungen und begann, mit vorsichtigsten chirotherapeutischen Techniken die Blockierungen aufzuheben.

Nach erfolgreicher Therapie und objektiver Befundverbesserung konnte die Patientin einer krankengymnastischen

Nachbehandlung zugeführt werden. Im weiteren hat die Patientin ihr Staatsexamen gut bestanden!

Nochmals sei hervorgehoben, daß die Gelenkblockierung und die Überbeweglichkeit oft ähnliche Symptome auslösen. Deshalb ist es umso wichtiger für den untersuchenden Arzt, eine eventuelle Hypermobilität zu diagnostizieren. Dieser Hypermobilität ist dann mit einer völlig anderen Strategie zu begegnen. Allem voran ist dabei Zielsetzung eine muskuläre Stabilisation im Sinne eines Muskelaufbautrainings.

Das Unglück vieler überbeweglicher junger Frauen ist, daß sie sich von Laienbehandlern „durchknacksen" lassen und somit ihre ohnehin schon labilen Gelenke weiter schädigen. Somit wird ihre Hypermobilität nicht nur falsch behandelt, nein – sie verschlimmert sich sogar! Dies hat leider dazu geführt, daß die Chirotherapie auch bei „Schulmedizinern" in Mißkredit geraten ist.

„Schön und groß ist die Sprache der Hand.

Gott hat sie uns gegeben, daß wir die Seele darin haben"

Romano Guardini (1885 – 1968)

Formen der manuellen Therapie/Chirotherapie

In Deutschland ist die Chirotherapie (= Manuelle Medizin) in ärztlicher Hand.

Die Wurzeln der Manuellen Medizin gehen weit zurück. Im assyrischen Palast von König *San Herib*, 6. Jahrhundert vor Christus, gibt es bereits ein Alabaster-Relief, wo Patienten mit Hilfe von Handgriffen Linderung oder Heilung bei Schmerzen am Bewegungsapparat verschafft wird. Der Begriff Osteopathie stammt aus den USA und betont die Fähigkeit, im Körper Selbstheilungskräfte zu aktivieren. In den 60er Jahren führte *Alan Stoddard* die Osteopathie in England mit ausgefeilter Palpationstechnik zu einem Höhepunkt: er weist seiner Behandlungsweise mit den zugehörigen gedanklichen Grundlagen eine Eigenständigkeit gegenüber der Schulmedizin zu. Zur gleichen Zeit versucht *Robert Maigne* in Frankreich die Manipulationen an der Wirbelsäule der Physikalischen Therapie im Rahmen der Schulmedizin einzuordnen. In Deutschland ist der Begriff Osteopathie nicht gesetzlich geschützt. Patienten sind diesem verwirrenden Zustand relativ ausgeliefert, da sich jeder selbsternannte Laienbehandler, aber auch medizinische

Assistenzberufe nach Anschauen eines Videos oder nach einem Wochenendkurs Osteopath nennen kann. Leider vermag der Patient nicht zu beurteilen, welchen Ausbildungslevel und wieviel Erfahrung der jeweilige „Osteopath" vorweisen kann. Es gibt so viele qualitativ unterschiedliche Techniken und Handgriffe, daß es einen leidenden Menschen überfordert, eine manuelle Vorgehensweise des Behandlers einordnen zu können.

Eine gezielte Behandlung darf erst nach intensiver Anamneseerhebung, Untersuchung und Diagnosestellung erfolgen. Nur so ist zu erwarten, daß eine Behandlung den Zustand des Patienten verbessert. Deshalb sind bei der Wiedervorstellung des Patienten sowohl differenzialdiagnostische Überlegungen als auch eine Kontrolluntersuchung nötig. Auf diese Weise wird auf den nun veränderten Zustand des Patienten (= Aktualitätsdiagnose) die wiederum optimale Therapieform angewandt.

Fallbeschreibung: *eine 32-jährige Grafik-Designerin zeigt mir ihre persönlichen Aufzeichnungen nach der ersten Untersuchung und Behandlung bei mir. Bei der Untersuchung der Lendenwirbelsäule schreibt sie: „leichtes Antippen des Beckens". Ich brauche einige Sekunden, bis ich nachvoll-*

ziehen kann, was sie meint. Die Bemerkung bezieht sich auf die Exploration der Rotationsbeckensynkinese und weist übersichtsartig sowohl auf eine Funktionsstörung des Beckens als auch auf eine Kopfgelenkstörung hin. Dies ist eine palpatorische und zugleich optische Untersuchung meinerseits kombiniert mit einer aktiven Bewegungsprüfung ihrerseits. Die Patientin empfand das aber nur als „Antippen".

Traktion

Vielen ist die Traktion = Ziehen bekannt. Das bedeutet die Entfernung von Gelenkanteilen voneinander, aber auch das passive Dehnen von Muskeln und Bändern. Früher wurde dies maschinell gemacht, zum Beispiel mit der Glisson-Schlinge. Dabei wurden aber zu viele Schäden angerichtet. Es ist zu Schwindelanfällen, Schmerzzunahme und Tinnitusverstärkung gekommen. Die mechanische Behandlung mit der Glisson-Schlinge ist heute längst veraltet und überholt. Kein noch so modernes High-Tech-Gerät kann die menschliche Hand ersetzen. Sie ist und bleibt in ihrer Feinfühligkeit und in ihrem Tastvermögen unübertroffen. Nur muß dieses menschliche Tastvermögen eben mühevoll erlernt, trainiert und aufrechterhalten werden!

Eine Traktion muß stets schmerzlos sein und dem Patienten eine sofortige Erleichterung verschaffen. Im akuten Fall ist eine Traktion oftmals die einzige manuelle Therapiemöglichkeit. Bei einem akuten Ischias oder einem akuten Schiefhals etwa ist sie schonend und schmerzlindernd.

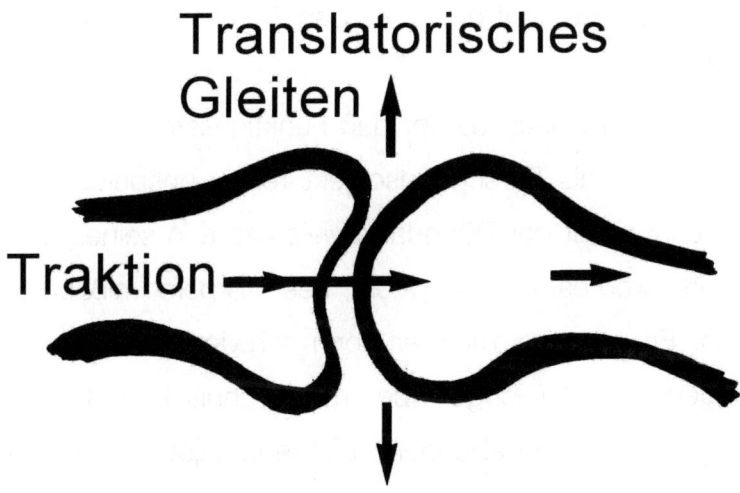

Traktion = Ziehen

Weichteiltechniken

Als Weichteile oder Weichgewebe bezeichnet man die Haut, das Bindegewebe, die Faszien, Muskelhüllen und -fasern, das Periost (= die Knochenhaut) und das lymphatische System. Die Beschwerden, die durch Störungen dieser Weichteile auftreten, werden immer noch unterschätzt.

Dies liegt nicht zuletzt daran, daß Funktionsstörungen der Weichgewebe als Forschungsobjekt relativ unspektakulär sind. Genauso ist der Dünndarm viele Jahre in seiner Aufgabe als größtes Immunsystem des Körpers mißachtet worden. Es ist zudem immer noch schwierig, Funktionsstörungen der Weichgewebe mit technischen Untersuchungen oder bildgebenden Vefahren zu „objektivieren". Erschwert wird dieser Tatbestand dadurch, daß ein Eingriff in das zu untersuchende System – hier das Bewegungssystem – zugleich eine Veränderung desselben bewirkt. So ist die wissenschaftliche Arbeit, das heißt meßbare und reproduzierbare Ergebnisse fertigzustellen, auf diesem Gebiet immer noch mühsam.

Dies gereicht den Patienten mitunter zum Nachteil – etwa bei Gutachten nach Halswirbelsäulendistorsionen (früher: Halswirbelsäulenschleudertrauma). Wieviele Patienten wurden von mir betreut, die als „Simulanten" bezeichnet wurden, nur weil die Funktionsstörungen der Weichteile nicht technisch nachweisbar und somit auch nicht „objektivierbar" sind!

Die Weichteile sind verschieblich und dehnbar. Bekannte therapeutische Maßnahmen sind die Muskelmassagen und die Bindegewebsmassagen. Zielsetzung der Bindegewebsmassagen ist eine Regulierung und Harmonisierung des vegetativen Nervensystems. Auch die Medizin unterliegt gewissen modischen Wellen und so kommt es, daß diese sehr effektive Therapieform derzeit leider in den Hintergrund getreten ist zugunsten von einfacher durchzuführenden Maßnahmen und gelegentlich auch wohlklingenderen...

Fallbeschreibung: *ein 36-jähriger hypernervöser TV-Moderator kommt angehetzt und klagt über zunehmendes Ohrensausen bei lange bestehender Migräne. Er rutscht unruhig auf seinem Stuhl herum, sein Handy klingelt. Die körperliche Untersuchung weist vor allem chronisch verhärtete Nacken- und Schultergürtelmuskulatur auf, der Zustand seines vegetativen Nervensystems ist desolat. Um hier eine erste Verbesserung zu erzielen, verordne ich ihm* *eine Serie von Bindegewebsmassagen. Ob er sie in Anspruch genommen hat, habe ich bisher nicht erfahren...*

Gezieltere Techniken für Weichgewebe sind die myofaszialen Entspannungstechniken (= myofascial-release-techniques). Diese zielen auf die Muskulatur (myo) und das Bindegewebe (fascial) ab. Durch dehnende, drehende oder stauchende Handgriffe werden Spannungen oder Verklebungen aufgelöst. Myofasziale Techniken sind keine Massagen, auch wenn es für den Patienten so wirkt. Häufig werde ich von Patienten gefragt oder gar gebeten, ich solle doch wieder diesen entspannenden „Massagegriff" am Schädel machen. Es ist müßig, ihm erklären zu wollen, daß es eine andere Technik als Massage ist. Der Patient möchte nur die entspannende Wirkung haben. Der Effekt muß ausgesprochen wohltuend sein, denn er wird von Patienten regelrecht eingefordert! Um ein Geheimnis auszuplaudern: gerade die Herren der Schöpfung mit wenig Haupthaar insistieren auf diese feinen Griffe am Schädel, sodaß ich versucht bin, von der Glatze als einer „erogenen Zone" zu sprechen.

Um aber den Unterschied einer myofaszialen Entspannungstechnik zur Muskelmassage zu verdeutlichen bemühe ich wieder ein Beispiel am Schädel: nämlich die

Verschieblichkeit der Kopfschwarte gegenüber dem Schädel. Dies ist ein klassisches myofasziales Entspannungsverfahren. Hier kann ich mit subtilem Dehnen und Lösen des lebenden Skalps eine Harmonisierung des krankhaften Befundes wiederherstellen. Die myofaszialen Lösungstechniken sind gerade bei dem Symptomenkomplex von Tinnitus, Gesichts-, Kopf- und Nackenschmerzen sowie Gleichgewichtsstörungen von großer Wichtigkeit.

Aber auch Funktionsstörungen einer aktiv störenden Narbe, ein Tennis- oder Golf-Arm und Hüftschmerzen sind dankbares Ziel der myofaszialen Entspannungstechnik.

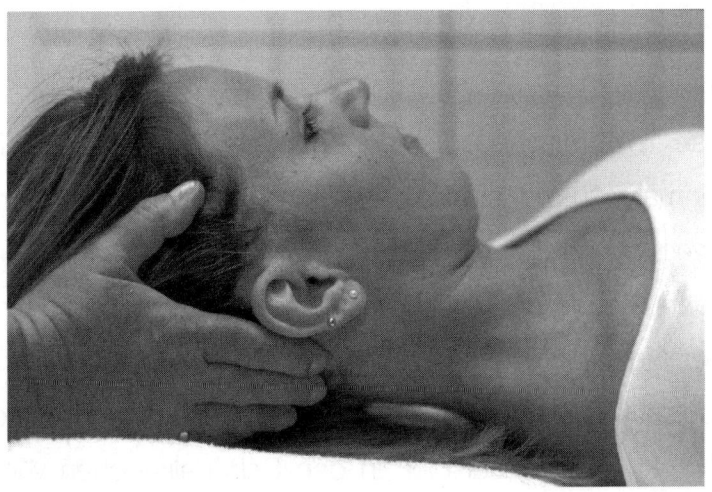

Myofasziale Entspannungstechnik am Schädel

Die craniosacrale Therapie

Das craniosacrale System umfaßt den Schädel, das zentrale und periphere Nervensystem einschließlich Hirn- und Rückenmarksflüssigkeit, den dazugehörigen Bindegewebshäuten und das Kreuzbein. In den 30er und 40er Jahren des letzten Jahrhunderts beschrieb Dr. Sutherland den craniosacralen Rhythmus: eine Schwingung von sechs- bis zwölfmal pro Minute. Am besten ist dieser Rhythmus am Schädel zu tasten. Er ist eine dem menschlichen Gewebe innewohnende fließende Bewegung (inherent tissue motion), die an allen Geweben zu tasten ist, wenn man die nötige Feinfühligkeit und Konzentration des Palpationsvermögens besitzt.

Diese rhythmischen Bewegungen der Gehirn- und Rückenmarksflüssigkeit werden auch gerne mit der Meeresbewegung verglichen.

Liegen Störungen im Organismus vor, kommt es zu Unregelmäßigkeiten dieses Rhythmus. Durch subtile minimale Impulse in bestimmten Mustern wird die Bewegungseinschränkung zum Beispiel an den Schädelknochen wieder hergestellt. Als ich vor 10 Jahren das erste Mal einer Patientin damit ihre Kopfschmerzen nehmen konnte, wußte ich, daß die craniosacrale Technik sehr segensreich sein kann. Seither ist sie integrierter Bestandteil meiner auriculo-orofazialen Relaxationstechnik.

Aber auch die craniosacrale Therapie ist sicher nicht uneingeschränkt anwendbar, hierzu noch den Fall eines Epileptikers mit Tinnitus:

Fallbeschreibung:

Ein 44-jähriger Grafik-Designer wird mir zur Diagnostik überwiesen wegen Tinnitus. Er leidet seit Jahren unter epileptischen Anfällen und ist medikamentös eingestellt. Als ich seinen craniosacralen Rhythmus überprüfe erschrecke ich richtig: ich habe das Gefühl, daß meine Hände regelrecht „weggesprengt" werden. Aus Vorsicht – um nicht zusätzliche Unruhe zu erzeugen, beschränke ich mich auf die Halswirbelsäulendiagnostik und deren Behandlung. Den Tinnitus konnte ich leider nicht beeinflussen.

So umstritten die craniosacrale Technik ist, kann sie Teil einer ausgefeilten Behandlungsstrategie sein. Wer sie beherrscht, ist imstande, bestimmten Patienten mit ausgewählten Diagnosen sicher zu helfen.

Mobilisationen

Unter einer passiven Mobilisation versteht man Traktionen und gezielte passive Bewegungen des gestörten Gelenkes. Der betroffene Patient läßt das quasi passiv über sich ergehen.

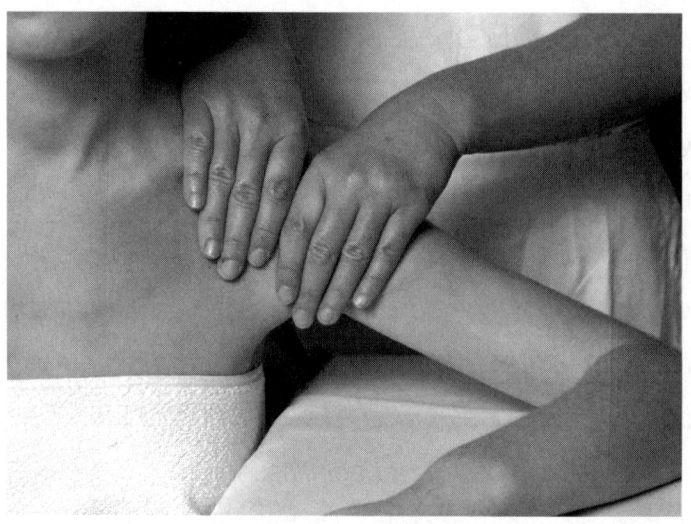

Mobilisation des Schultergelenkes

Bei aktiven Mobilisationen arbeitet der Patient mit: entweder durch muskuläre Anspannungen und gleichzeitg passiv durchgeführten Mobilisationen des Behandlers oder mithilfe gleichzeitig durchgeführter Atemtechniken. Gewisse physiologische Wirkungen der Atmung macht man sich therapeutisch zunutze:

In der Regel hat die Einatmung eine aktivierende Wirkung auf die Muskulatur, die Ausatmung eher eine hemmende . Auch hier gibt es natürlich Ausnahmen, sonst wäre es ja zu einfach!

Diese Atemwirkungen kombiniert der Therapeut mit bestimmten manuellen Techniken zum Beispiel in gezielten Wirbelsegmenten an der Halswirbelsäule. Deshalb heißt es aktive Mobilisation, da der Patient bei der Gelenkmobilisation aktiv mitarbeitet: nicht nur mithilfe von Atemtechniken, sondern auch mit Blickwendetechniken.

Beispiele von aktiven Mobilsationstechniken:

- die **Muskel –Energie-Techniken** nach *Mitchell*
- die **postisometrische Relaxation** nach *Lewit*
- die **Blickwendetechnik** nach *Gaymans*

In den vergangenen Jahren haben die aktiven Mobilisationstechniken sehr an Bedeutung gewonnen. Sie werden besonders dann eingesetzt, wenn direkte Techniken wie eine Manipulation nicht möglich ist: zum Beispiel im Akutfall bei zu starken Schmerzen, bei chronisch verwachsenen Prozessen oder wegen eines insgesamt schlechten Allgemeinzustandes des Patienten. Hier sind die sanfteren und trotzdem gewebeschonenden aktiven Mobilisationen indiziert. Urprünglich entwickelte *Mitchell* die Muskel-Energie-Techniken, um die reflektorisch verspannten Muskeln einer Gelenkblockierung auszuschalten. Gezielt setzte er die isometrische Muskelanspannung direkt zur Gelenkmobilisierung ein.

Daraus entwickelte *Lewit* die postisometrische Relaxation: diese Technik arbeitet auf eine Muskelentspannung hin. Es steht also nicht mehr die Mobilisation des Gelenkes im Vordergrund, sondern die Entspannung der verspannten und verkürzten Muskulatur. Sekundär können trotzdem Gelenke mit mobilisiert werden, speziell an der Wirbelsäule. Bei der postisometrischen Relaxation (= PiR) wird der verspannte Muskel in eine gedehnte Ausgangsposition gebracht. Es folgt eine isometrische Anspannung des verspannten Muskels gegen **minimalen Widerstand**. Oft reicht auch schon die Anspannung gegen die Schwerkraft. Als Anfängerin war ich immer versucht, den Muskel kräftig anspannen zu lassen. Zum einen, weil man es aus „Trainingsgründen" so kennt, zum anderen, weil es bei anderen physiotherapeutischen Techniken so Gebrauch ist. Das PNF = Propriozeptive Neuromuskuläre Fazilitation ist eine neurophysiologische krankengymnastische Methode, bei der die Muskeln gegen maximalen Widerstand angespannt werden. Bei der PiR (Postisometrischen Relaxation) bringt man den zu entspannenden Muskel in eine vorgedehnte Position und spannt ihn minimal isometrisch an. In der anschließenden Relaxationsphase wird die Ausgangsstellung wieder eingenommen und gewartet, bis sich der Muskel automatisch – quasi wie von selbst – entspannt. Es wird also nicht gedehnt! Diese überaus elegante Methode ist äußerst schonend, nur muß man exakt die funktionelle Anatomie beherrschen. *Lewit* weist auf die sofortige schmerzbefreiende Wirkung der postisometrischen Relaxation hin. Diese Schlagartigkeit des Effektes erfolgt besonders bei schmerzhafter Muskelverspannung. Bei meinen vielen Besuchen in Prag demonstrierte mir *Lewit* immer wieder die Sanftheit dieser seiner Technik. Nach Durchführung einer gezielten postisometrischen Relaxation sind die Patienten oft ganz überrascht, daß die Beschwerden bereits so schnell verschwunden sind: sie suchen den Schmerz durch provozierende Bewegungen und können ihn nicht mehr finden! Wenn man diese Methode beherrscht, kann man sich nicht nur, wie ich, täglich mit Begeisterung über deren Wirksamkeit erfreuen. Ich schildere sie hier deshalb so ausführlich, weil sie zudem sehr zur Selbstbehandlung geeignet ist. Entsprechende Beispiele finden Sie im Übungsteil. Die Anwendung dieser Technik ist aber nur erfolgreich, wenn es sich um eine Muskelverspannung handelt, die auch Beschwerden macht.

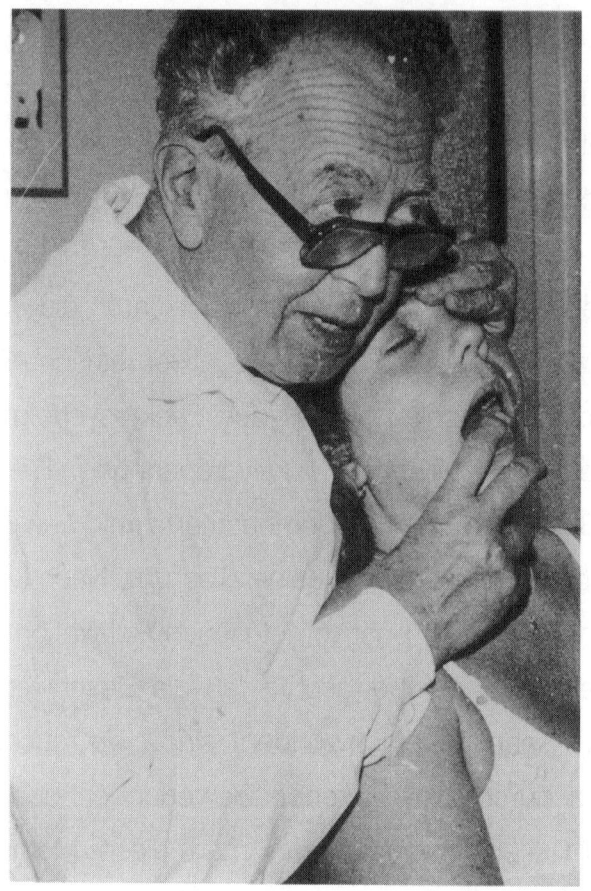

Postisometrische Relaxation der Kaumuskulatur von und mit Professor *Karel Lewit*, Prag

Bei Funktionsstörungen der Wirbelsäule haben sich Blickwendetechniken nach *Gaymans* bewährt. Ganz besonders praktikabel sind sie im Bereich der Halswirbelsäule. Man geht davon aus, daß durch Augenbewegungen Mitbewegungen des Kopfes und der Wirbelsäule induziert werden. Praktisches Beispiel: sagen Sie einmal ihrem Partner oder Kollegen, er möchte doch bitte die Uhrzeit an der Wanduhr ablesen. Beobachten Sie dabei die Mitbewegung seines Kopfes und der Wirbelsäule. Er schielt nicht nur mit den Augen zur Wanduhr – natürlich je nachdem wo die Uhr hängt – sondern, abhängig vom Beweglichkeitszustand seiner Halswirbelsäule, dreht er entweder den Kopf oder den ganzen Rumpf hin zur Uhr. Noch deutlicher – nur in umgekehrter Richtung - kann man die Wirkungsweise am Beispiel eines Jägers im Hochstand sitzend erklären: um das Wild nicht aufzuscheuchen muß der Jäger ganz still sitzenbleiben und kann nur mit den Augen bei fixierter Wirbelsäule schauen.

Blicke leiten automatisch eine Bewegung der Halswirbelsäule ein. Werden Sie aufgefordert, nach einem attraktiven Objekt jedweder Natur zu schauen, bewegen Sie automatisch Ihre Halswirbelsäule. Vorausgesetzt, Sie sind in der Lage, Ihre Halswirbelsäule zu bewegen. Ist sie bewegungsgehemmt, gehen Sie am besten zu einem Therapeuten, der die Blickwendetechnik nach *Gaymans* beherrscht. Er wird die exakte Höhe der Blockierungsebene herausfinden und in diesem Wirbelsegment seine Hände anlegen und eine Blickwendetechnik durchführen. Heutzutage wird auch diese Methode kombiniert mit Atmungsübungen. Je nach Höhe der Blockierung erfolgen Ein- oder Ausatemzüge. Diese (neurophysiologischen) Gesetzmäßigkeiten hatte *Gaymans* entdeckt und therapeutisch entwickelt. Gerade an der Halswirbelsäule, aber auch an Brust- und Lendenwirbelsäule führt diese Technik zu hervorragenden Resultaten und ist wiederum sehr schonend für den Patienten.

Den bisher dargestellten Techniken war gemeinsam, daß sie bis an den Endpunkt – die sogenannte **Barriere** – der passiven Gleit- und Traktionsmöglichkeiten eines Gelenkes gingen. Diese Barriere wird jedoch mit geringster Kraft erreicht. Die Mobilisationen können diesen Punkt langsam und weich überwinden.

Manipulation

Die Impuls-Manipulation ist diejenige Technik, die allgemein mit der Handgriffmedizin und der Chirotherapie gleichgesetzt wird. Sie besteht in einer blitzschnellen, aber leichten Bewegung von kleinem Ausmaß (high velocity, low amplitude). Durch eine spezifische Lagerung werden die Wirbelkörpersegmente oberhalb und unterhalb des zu behandelnden Wirbelsegmentes verriegelt, damit sie sich nicht mitbewegen können und dadurch geschützt sind. Der Arzt oder die Ärztin bringt das blockierte Wirbelgelenk in Vorspannung, das heißt an seine Barriere (go to the barrier). Aus dieser Vorspannung heraus wird in die blockierte Richtung mit minimalem Impuls manipuliert und die Schranke kurz überwunden. Dabei entsteht das bekannte knackende Geräusch. Die Barriere wird also mit „hoher Geschwindigkeit und kurzem Weg" überwunden. Unmittelbar nach erfolgreicher Manipulation ist eine Lockerung der Muskulatur und eine Vergrößerung der Beweglichkeit des Wirbelgelenkes zu tasten. Oftmals ist auch sofort eine verbesserte Durchblutung des vormals verspannten Weichgewebes sichtbar: die ganze behandelte Fläche ist gerötet, die verbesserte Regulation des vegetativen Nervensystems zeigt sich durch Schweißausbrüche. Voraussetzung ist selbstverständlich, nicht nur die exakte Etage des betroffenen Wirbels zu diagnostizieren, sondern auch die Richtung der Bewegungshemmung! Der Patient muß bei der Manipulation unbedingt entspannt sein. Dies kann man notfalls durch Ablenkung erreichen. Auch hier macht man sich Atemtechniken zunutze: die Manipulation erfolgt in der Ausatmungsphase des Patienten.

In neuerer Zeit hat die Manipulation nicht mehr diese Bedeutung in der Chirotherapie. Aufgrund der modernen und wesentlich sanfteren Techniken ist sie in den Hintergrund getreten und kommt nur bei spezieller Indikation zur Anwendung. Es gibt immer noch Patienten, die etwas enttäuscht sind, wenn es nicht „knackt", beziehungsweise es gilt bei ihnen der geistige Reflex: es hilft nur, wenn es „knackt".....Dafür sind sie dann umso überraschter, daß auch eine Therapie ohne Knacken zur Verbesserung ihrer Beschwerden führt.

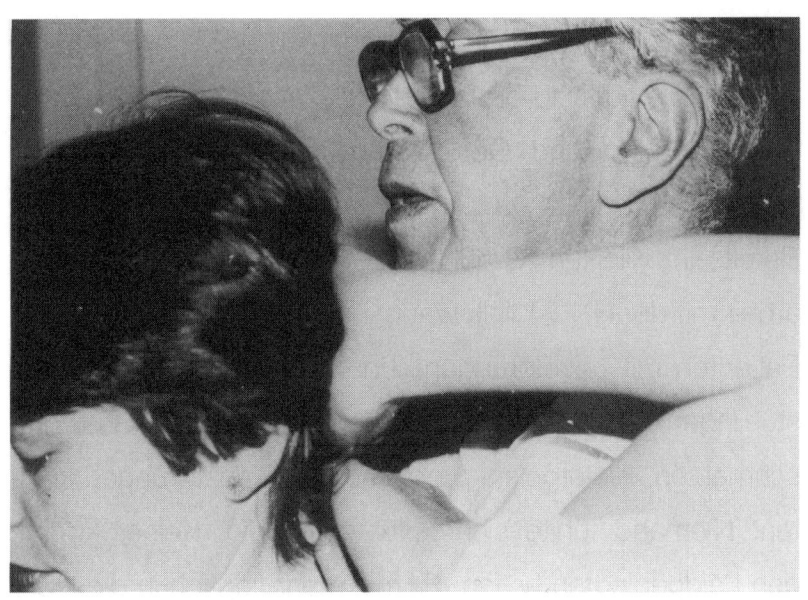

Manipulation des Überganges von der Halswirbelsäule zur Brustwirbelsäule („Doppel – Nelson") mit Professor *Karel Lewit*, Prag

Neue Behandlungstechnik:
Die auriculo-orofaziale Relaxationstherapie
=Ohr- Mund- Gesichtsmuskel-Entspannung

Bereits im Klinikum Großhadern während der Zusammenarbeit mit der HNO-Klinik war mir aufgefallen, daß die vielen Patienten mit Hörstörungen, Tinnitus und Gleichgewichtsstörungen auch unverhältnismäßig oft über Gesichtsschmerzen, Kiefergelenkprobleme und Kaustörungen klagten. Niemand fühlte sich dafür zuständig. Keiner konnte den Leidgeplagten helfen. Einmal mehr flog ich in die USA, um mich dort auf den neusten Stand der Information und Behandlungstechniken zu bringen. Speziell studierte ich mögliche Zusammenhänge zwischen Funktionsstörungen an der Halswirbelsäule, den Kiefergelenken, der Kaumuskulatur und dem Schädel. Im Laufe der Zeit entwickelte ich daraus eine neue Therapietechnik: das **auriculo-orofaziale Relaxationsverfahren**, also eine Ohr-, Mund-, Gesichtsmuskelentspannung, die sich jedoch auf den Gesamtzustand des Patienten überträgt und eine Entspannung der Gesamtpersönlichkeit erwirken kann.

Dieses neue Behandlungsverfahren ist besonders wirksam bei Patienten mit Tinnitus, Gleichgewichtsstörungen und Kopfschmerzen. Es wurde von mir im September 1993 im

Rahmen eines Fachkongresses für Physikalische Medizin an der Charité in Berlin der Fachwelt vorgestellt. Im November 1995 erschien die Erstauflage dieses Buches. Inzwischen konnte ich meine spezielle Untersuchungs- und Behandlungsmethode wesentlich verfeinern und ökonomisieren. Durch die tägliche Arbeit mit Patienten dieses Symptomenkomplexes wächst nicht nur meine Erfahrung, sondern mir fallen auch ständig Verbesserungen ein, die die Heilungsquote erhöhen..

Mittlerweile melden sich bei mir Betroffene speziell mit Tinnitus im Zusammenhang mit Kiefergelenkproblemen und Kaumuskelstörungen jeglicher Art.

Ergebnisse nach der Behandlung

Von den insgesamt 1200 Patienten, die mich mit Tinnitus, Gleichgewichtsstörungen und / oder Kopfschmerzen aufsuchten, konnten 19 % (= 228 Patienten) durch die auriculo-orofaziale Relaxationstechnik geheilt werden. 228 Patienten haben also keinen Tinnitus, keinen Schwindel und/oder keine Kopfschmerzen mehr. Bei 46 % (= 552 Patienten) hat sich die Symptomatik gebessert. Das heißt, daß sich 552 Patienten durch meine Therapie wieder besser zurechtfinden, daß sich ihre Beschwerden gelindert haben. Bei 31 % der Fälle (= 372 Patienten) ist die Symptomatik gleichgeblieben. Dies war vor allem bei Patienten mit Tinnitus der Fall. In 3 % der Fälle (= 36 Patienten) gaben die Patienten eine subjektive Verschlechterung an. Diese Zunahme der Beschwerden nach Behandlung darf nicht verunsichern, denn wo eine Wirkung stattfindet, kann gesetzmäßig auch immer eine Nebenwirkung, hier eine Zunahme der Beschwerden eintreten!

Bei 12 Patienten (= 1 %) waren keine Angaben möglich.
Diese Anzahl stammt noch aus der ersten Studie vor 1995. (s. Abb. 12).

Symptome nach Behandlung mit der auriculo-orofazialen Relaxationstherapie

Die in der Anamnese zusätzlich erhobenen Symptome sprachen unterschiedlich auf die Therapie an. Am besten heilbar waren der Schwindel und die Kopfschmerzen.
Zwei Drittel (= 67 %) der Patienten waren frei von Gleichgewichtsstörungen = 804 Patienten! Über die Hälfte der Patienten, nämlich 53 % (= 636 Patienten) konnte ich bleibend von ihren Kopfschmerzen befreien. Die Nackenschmerzen waren in 44 % der Fälle heilbar: 528 Patienten hatten keine Nackenschmerzen mehr nach Behandlung mit der auriculo-orofazialen Relaxationstechnik.
Gebessert werden konnten Schwindel-Patienten in 23 % der Fälle (= 276 Patienten). Leichter erträglich wurde bei Patienten der Kopfschmerz in 32 % der Fälle (= 384 Patienten), bei 37 % der Patienten mit Nackenschmerzen (= 444 Patienten) konnte eine Linderung durch die Behandlung erreicht werden.
(s. Abb. 13 a, b, c)
Mehrfachangaben sind möglich.

Eindeutig ist, daß die neue Technik der auriculo-orofazialen Relaxationstherapie einen wesentlichen Beitrag in der Behandlung und in der Erfolgsquote zur Linderung von Patienten mit Tinnitus, Gleichgewichtsstörungen und Kopfschmerzen zu leisten imstande ist.

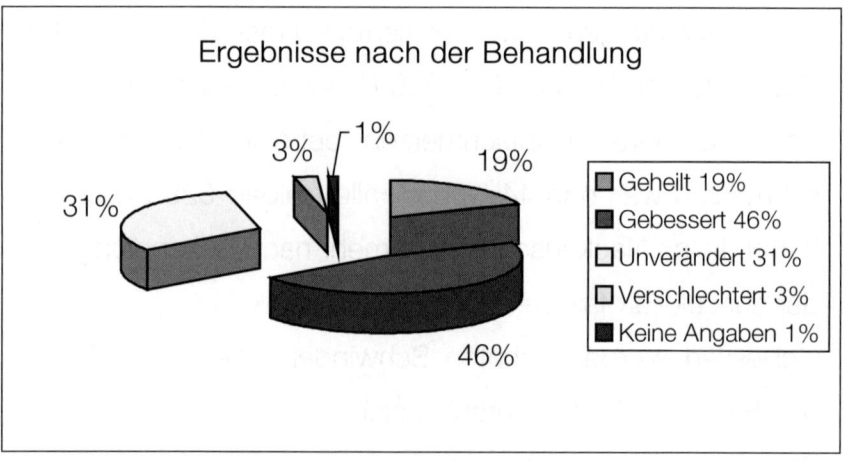

Abb. 12

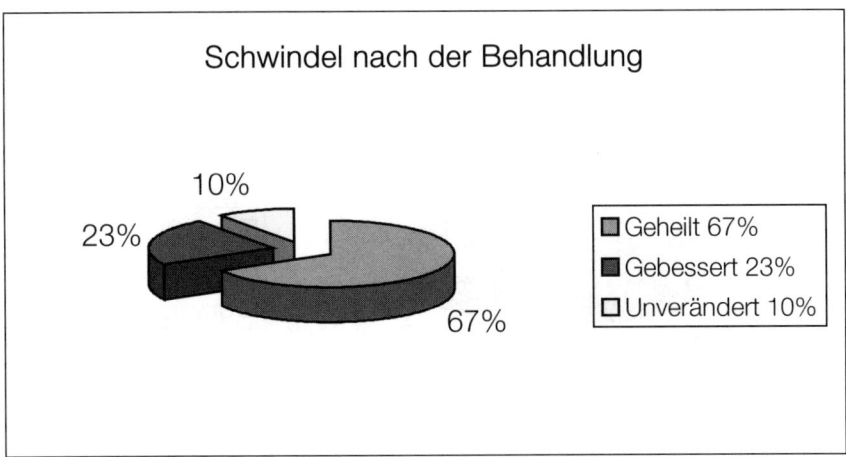

Abb. 13 a

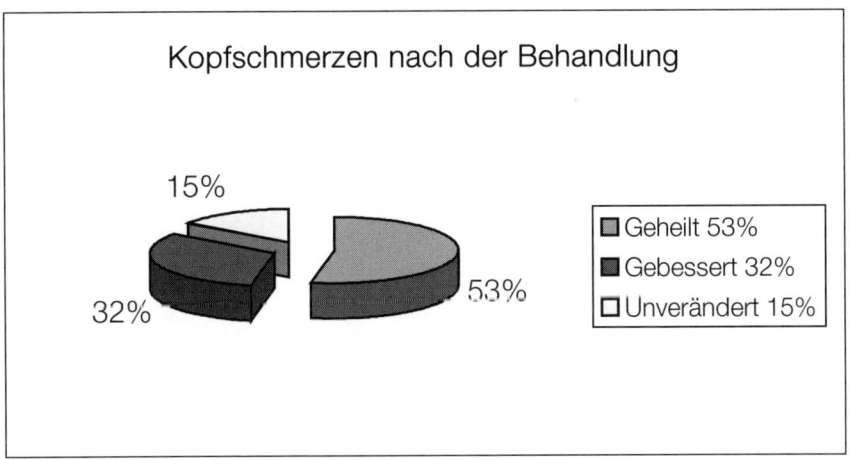

Abb. 13 b

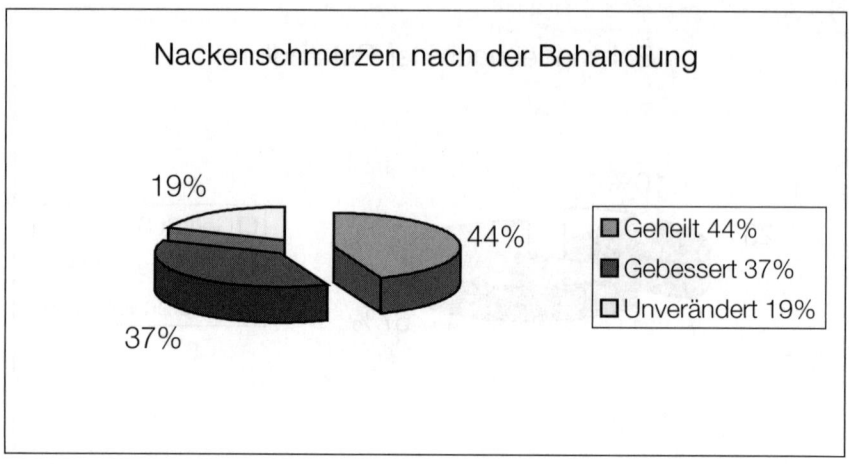

Abb. 13 c

Teil III

Gib ihnen keine Fische,

sondern lehre sie fischen

buddhistisch

Anleitung zur Selbstuntersuchung und zum Selbstüben

Der Mensch kommt hilfloser zur Welt als andere Säugetiere und verfügt nur über grundlegende Bewegungsabläufe wie Atmung, Schlucken, Schreien und Saugen.

Erst allmählich entwickeln sich gezielte und differenzierte Bewegungen. Diese entstehen aber derart individuell und typisch für den einzelnen Menschen, daß er zum Beispiel am Gang erkannt werden kann – ohne daß man ihn sieht! Auch die Haltung und die Schrift ist für die Menschen individuell charakteristisch. Man kann im Schatten oder im Zwielicht einen Menschen bereits an der Haltung erkennen. Ebenso hat sich aus der Individualität der Handschrift eine eigene Wissenschaft entwickelt: die Graphologie.

Im Laufe des Lebens können sich die Bewegungsabläufe – je nach Anforderung oder Vernachlässigung (siehe Bauchmuskeln) – ändern.

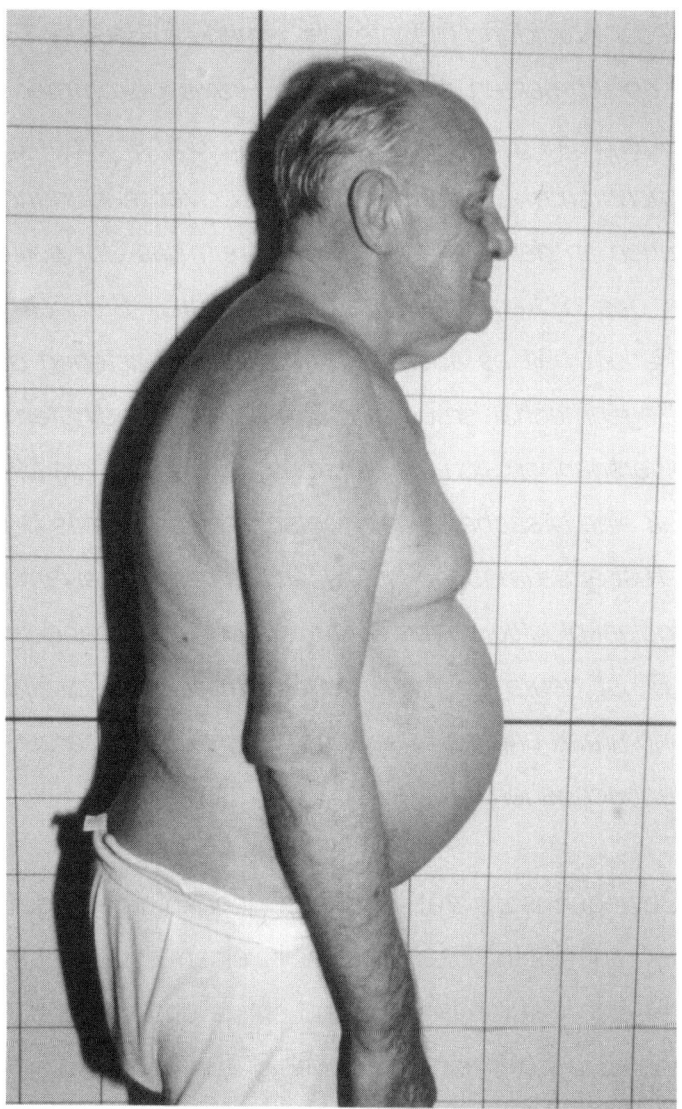

Fehlhaltung aufgrund von Übergewicht!

Zu dieser Abbildung möchte ich bemerken, daß der Patient mit Kopfschmerzen zu mir in die Praxis gekommen war. Die Überprüfung seiner Haltung zeigt, daß er mehr als 10 cm nach vorne aus dem Lot steht. Zur Verdeutlichung: Ein Kästchen an der Wand ist 10 cm breit, das Ohr sollte auf Höhe des dicken schwarzen senkrechten Striches sein. Der Patient hält es aber weit im zweiten Kästchen davor. Als Gegenmechanismus zur übergewichtsbedingten Vorhalte verspannen sich die Nackenmuskeln über die Maßen, so daß eine Ursache seiner Kopfschmerzen bereits bei diesem Test auszumachen ist. Zusätzlich kamen bei ihm noch Kopfgelenkblockierungen hinzu, die gut zu behandeln waren. Er ist heute beschwerdefrei, hat äußerst diszipliniert abgenommen und kann seinem Hobby Extrembergsteigen wieder nachgehen.

Der Bewegungsapparat muß sich den Anforderungen der Umwelt anpassen. Dies kann er in einem „zuviel" tun, indem er sich verkrampft oder in Fehlstellung verharrt. Oder er kann es auch in einem „zuwenig" tun, indem die Funktion des Bewegungsapparates vernachlässigt und schlampig wird. Ermüdung und Schmerzen führen zur selben muskulären Dysbalance. In beiden Fällen kommt es zur Hemmung der vorwiegend phasischen und Verspannung der vorwiegend posturalen (tonischen) Muskulatur. Die muskulären Fehlsteuerungen treten also nicht zufällig auf, sondern sie folgen gewissen Gesetzmäßigkeiten und führen zu **Syndromen**. Diese Syndrome und muskulären Dysbalancen verschiedener Muskelgruppen können sich an der Wirbelsäule statisch und dynamisch auswirken. Statische Auswirkung ist ein typischer Haltungsfehler wie Hohlkreuz oder Rundrücken der Brustwirbelsäule.

Eine dynamische Auswirkung ist ein Watschelgang bei nicht trainierten Hüftmuskeln oder eine Fehlatmung (zum Beispiel eine mangelhafte Bauchatmung). Aufgrund der vielfältigen Störungsmöglichkeiten im Muskelspiel des Menschen sind Behandlungsmaßnahmen individuell beim Patienten zu erstellen. Nach genauer Befunderhebung sind Rehabilitationsmaßnahmen wie Krankengymnastik in jedem Einzelfall anzuordnen. „Serien" von sechs Behandlungen oder Schablonisieren einer Therapie ist völlig unsinnig.

Fallbeschreibung: *ein 31-jähriger Sänger wird vom HNO-Arzt in meine Praxis überwiesen, da er unter einem Klirrfaktor im linken Ohr leidet.*
Dieser beeinträchtigt ihn erheblich in seiner Konzentration. Zusätzlich klagt er über Verspannungen im Nacken und Hinterkopfschmerzen.

HNO-ärztlich bestand kein krankhafter Befund. Die manuelle Diagnostik konzentriert sich in diesem speziellen Fall auf die Lenden-Becken-Hüftregion: im Vordergrund bestanden Gelenkblockierungen im Übergang der Brustwirbelsäule zur Lendenwirbelsäule. Weiterhin waren massive Muskelverspannungen in der Hüftmuskulatur zu objektivieren. Diese spürt der Patient aber erst bei der ärztlichen Tastuntersuchung. Das ist charakteristisch für die sog. **TRIGGERPUNKTE:** *man spürt den Schmerz erst, wenn er fachgerecht „getriggert", also ausgelöst wird.*

Die chirotherapeutische Arbeit mit diesem Patienten galt schwerpunktmäßig der Lösung der Gelenkblockierungen, vor allem aber der Entspannung der schmerzhaft verkrampften Hüft- und Beckenmuskulatur. Dadurch hat er subjektiv auch ein besseres Körpergefühl entwickeln können – was wiederum sehr förderlich für seine Sangeskunst ist.

Zur Beachtung!

Die folgenden Selbstuntersuchungen und Selbstbehandlungen sind grundsätzlich gefahrlos.

Sollte es nach übertriebener oder falscher Anwendung trotzdem zu einer Zunahme der Beschwerden kommen, ist sofort damit abzubrechen und der jeweils zuständige Arzt zu konsultieren.

Selbstuntersuchung

Untersuchung der Mundöffnung

Umstritten ist, ob man als Screening-Test die Mundöffnung 2 oder 3 Querfinger breit mißt. Herr Professor *Freesmeyer* von der Universitätsklinik Benjamin Franklin für Zahn-, Mund- und Kieferheilkunde in Berlin teilte mir persönlich mit, daß Zahnmediziner 2 Querfinger breit bevorzugen. 3 Querfinger bedeuten bereits Hypermobilität mit Überdehnung der Kiefergelenkkapsel. Orthopäden und Manualmediziner wiederum bestehen beim Test der Mundöffnung auf 3 Querfinger breit, da die Fingerbreite des jeweiligen Individuums seiner Konstitution und seinem Körperbau ohnehin entspricht und somit relativ seine ihm eigene Beweglichkeit wiederspiegelt.

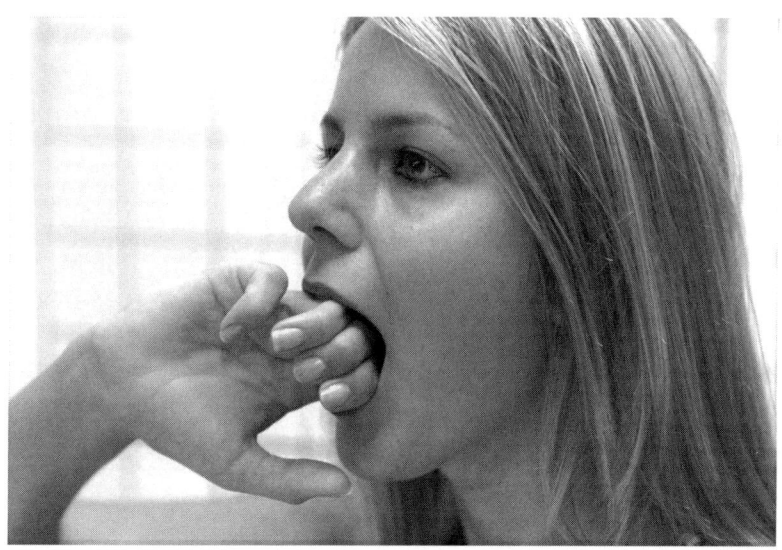

Man nimmt seine eigenen 3 mittleren Finger und testet die weitest mögliche Mundöffnung. Dies soll entspannt und schmerzfrei vonstatten gehen!
Die 3 Querfinger gelten als allgemeiner Anhaltspunkt.

Untersuchung der Kiefergelenkbeweglichkeit:

Verschiebung des Unterkiefers zur Seite, nach rechts und nach links.

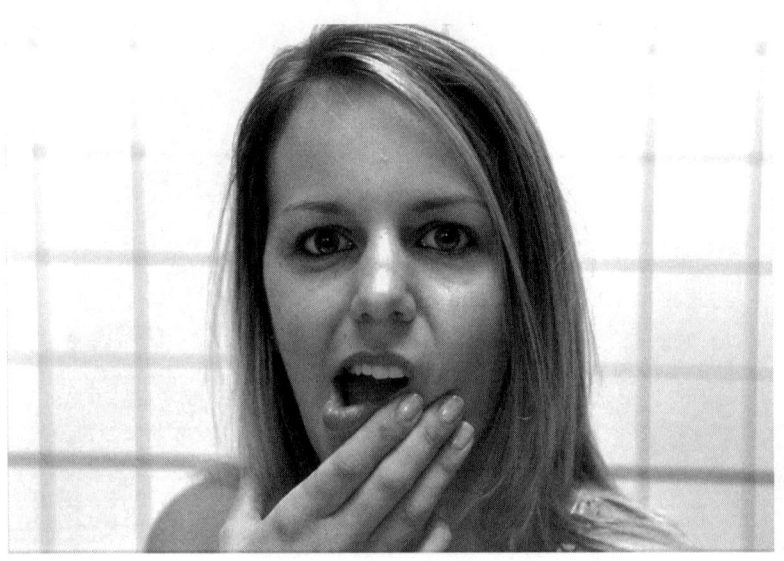

Mit lockerem und entspanntem Unterkiefer vorsichtig die weitestmögliche Seitwärtsverschiebung des Unterkiefers testen.

Ändert sich hierbei das Ohrgeräusch?
Wenn ja, dann ist auf jeden Fall auch der Zahnarzt zu konsultieren!

Verschiebung des Unterkiefers nach vorne

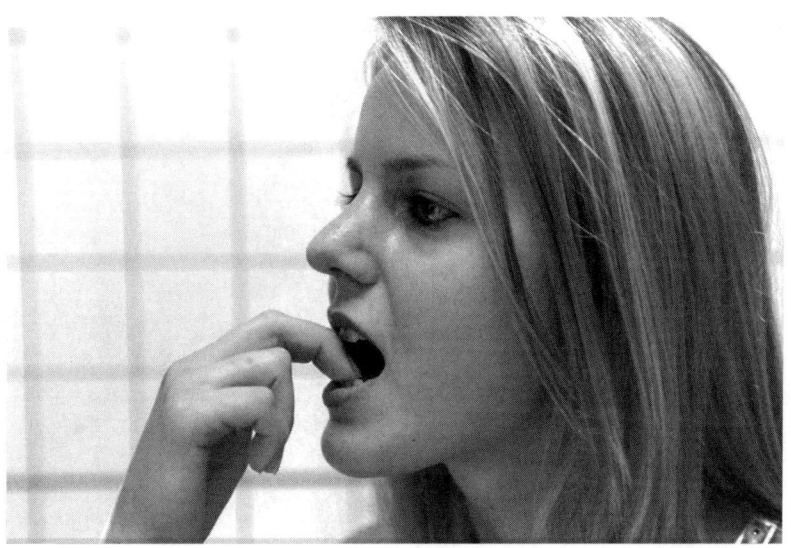

Auch hier muß die Kaumuskulatur entspannt sein, nur so kann man den Unterkiefer nach vorne verschieben.

Man legt die eigenen Zeige- und Mittelfinger hinter die unteren Schneidezähne und bewegt den Unterkiefer nach vorne.

Ändert sich hierbei die Qualität oder die Lautstärke des Tinnitus? Dies wäre prognostisch ein günstiges Zeichen zur therapeutischen Beeinflußung des Tinnitus.

Tastuntersuchung der Kiefergelenke:

Abtasten des Kiefergelenkes vor dem Ohr – mit geschlossenem Mund

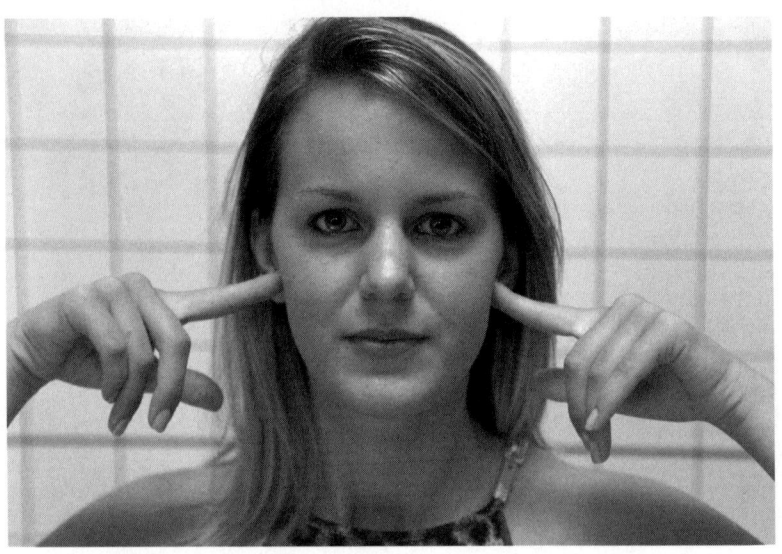

Dabei liegen die Fingerspitzen direkt **vor** dem Ohr **auf** den Kiefergelenken beiderseits.

Abtasten der Kiefergelenke vor dem Ohr bei gleichzeitiger Öffnungsbewegung des Mundes

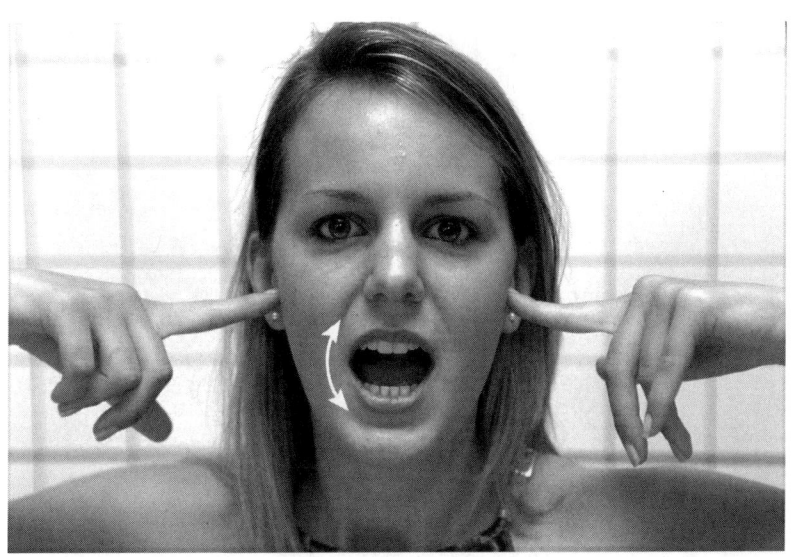

Die gleiche Testposition der Finger: sie liegen direkt vor dem Ohr auf den Kiefergelenken beiderseits. Beim Öffnen und Schließen des Mundes die Beweglichkeit prüfen und ob Schmerzen oder/und ein Knacken dabei auftreten.

Selbstuntersuchung und Tasten der Kaumuskulatur

→ Schläfenmuskulatur (Musculus Temporalis)

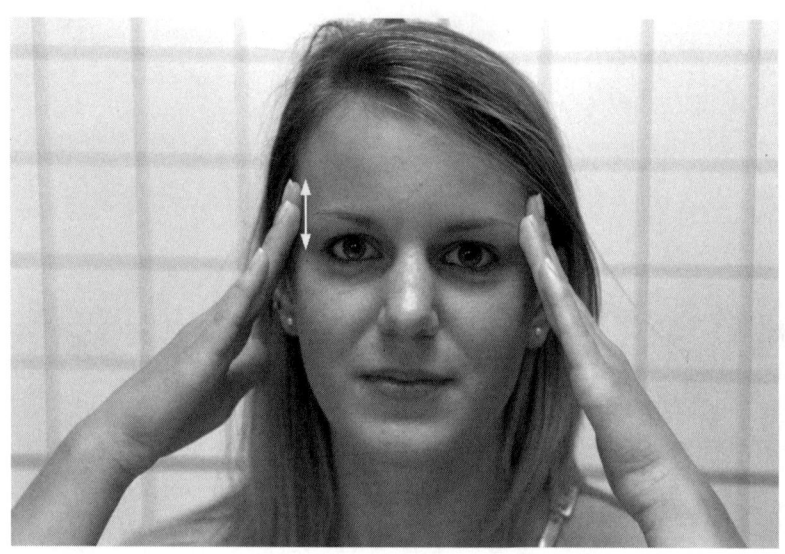

Die Hände flächig auf den großen Schläfenmuskel auf beiden Seiten legen.

Dann fest die Zähne zusammenbeißen: so können Sie die Anspannung und Entspannung des großen Schläfenmuskels beidseits tasten. Beim sanften Auf- und Abfahren auf dem Muskel kann man möglicherweise verspannte Muskelstränge spüren.

→ Bäckchenmuskel (Musculus Masseter)

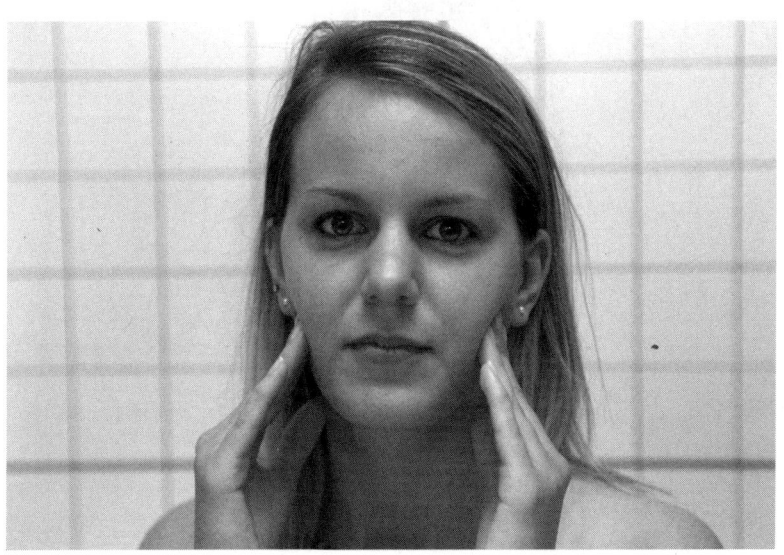

Das gleiche Vorgehen gilt für den Bäckchenmuskel: am besten tasten Sie ihn zuerst bei leicht geöffnetem Mund. Dann fest die Zähne zusammenbeißen → so spürt man die Anspannung der Muskeln beidseits.

Selbstuntersuchung der inneren Kaumuskulatur:
→ Musculus Pterygoideus lateralis und medialis

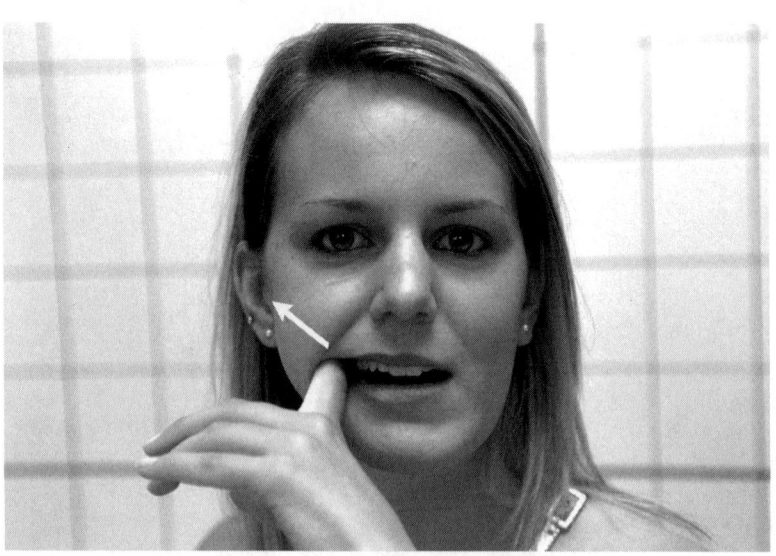

Das Abtasten der inneren Kaumuskulatur ist schwieriger, alleine schon deshalb, weil sie üblicherweise empfindlich bis schmerzhaft ist. Trotzdem sollten Sie es versuchen: Sie fahren mit dem linken Zeigefinger in die rechte Wange **zwischen** der oberen Zahnreihe und der Wange. Dabei tasten Sie nach schräg oben außen in Richtung zum rechten Kiefergelenk und Ohr. Das Gleiche in die andere Richtung: mit dem rechten Zeigefinger in die linke Wange in Richtung linkes Kiefergelenk und Ohr.

Selbstbehandlung

Entspannung der Kiefergelenke und der Kaumuskulatur mit Hilfe des Arztes oder des Therapeuten.

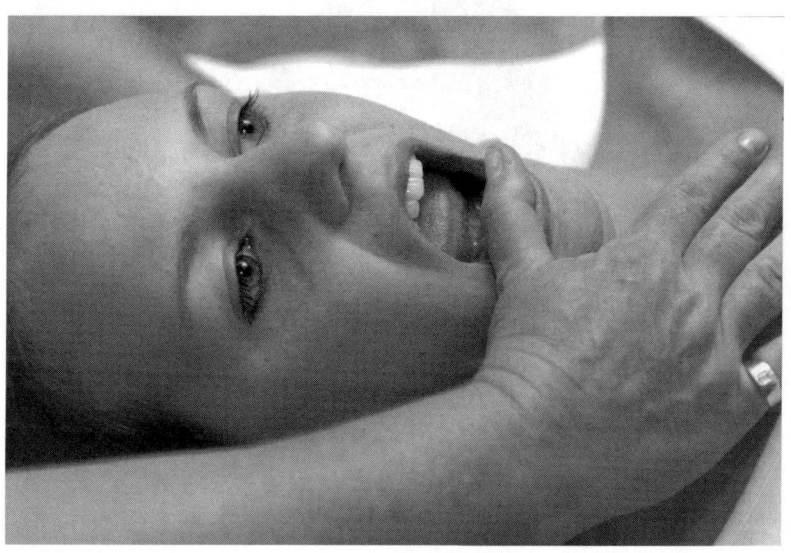

Die linke Hand des Arztes fixiert das Hinterhaupt der Patientin, die rechte Hand legt sich mit dem Daumen sanft auf die untere Zahnreihe der Patientin. Die Patientin wird gebeten auszuatmen; in der darauffolgenden Einatmung erfolgt dann die Entspannung (Relaxation) der Kaumuskulatur und der Kiefergelenke.

Selbstentspannung der Kiefergelenke und der Kaumuskulatur:

Zu Beginn in der Ausatmungsphase mit fast geschlossenem Mund.

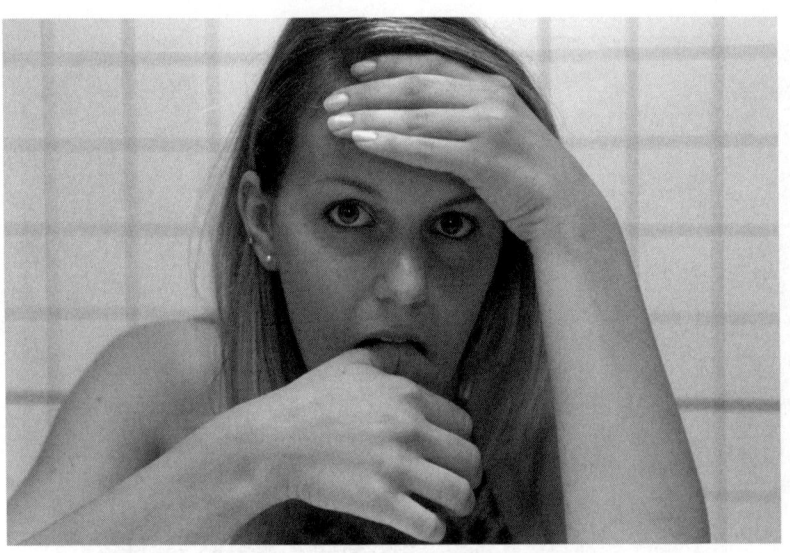

Zuerst stützt sich die Patientin mit der einen Hand an der Stirn ab und zugleich den Ellbogen zur Stabilisierung auf einem Tisch. Die andere Hand legt die Patientin mit dem Daumen sanft auf die untere Zahnreihe.

In der darauffolgenden Einatmungsphase ist der Mund dann offen und entspannt.

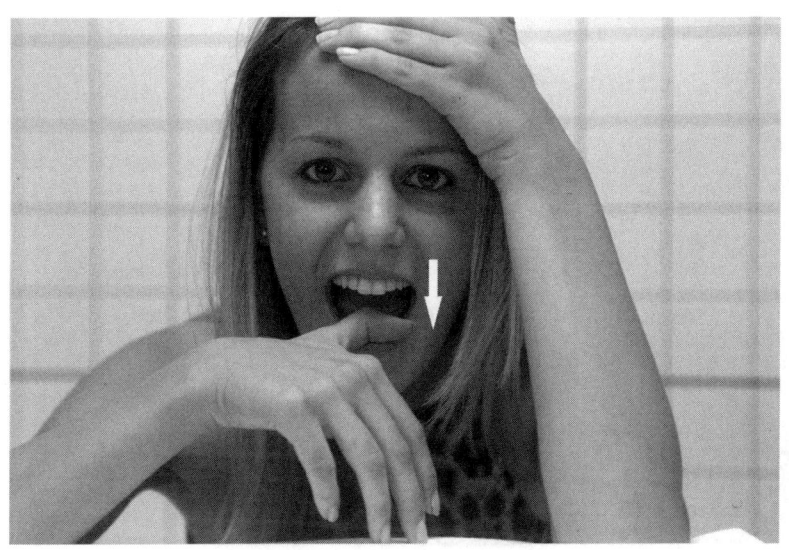

Die Ausgangsposition ist die gleiche wie in der Ausatmungsphase.

Dann öffnen Sie während der Einatmung vorsichtig und sanft den Mund und entspannen sich somit ihre Kiefergelenke und Kaumuskulatur selbst.

Die Vergrößerung des Kieferöffnungswinkels kann man auch durch ausgiebiges Gähnen üben. Über die Beeinflussung der Ohrtrompete ist es möglich, auch den Tinnitus zu verändern.

Selbstbehandlung der Schläfenmuskulatur

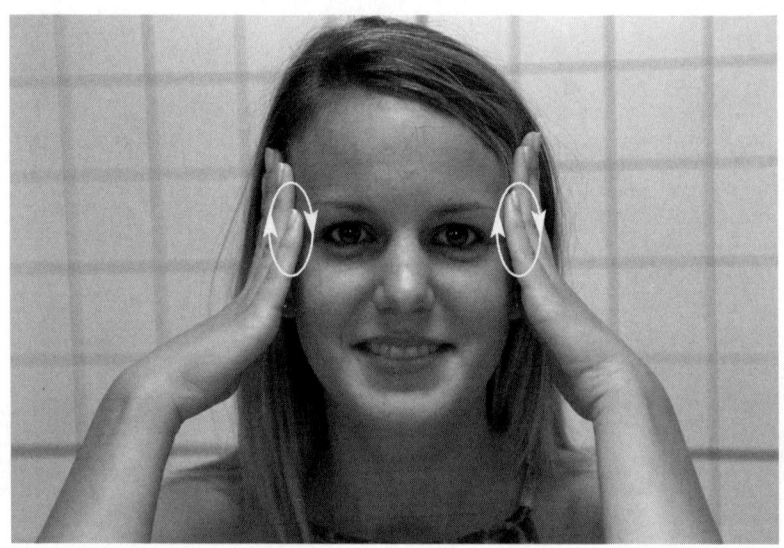

Dazu legen Sie Ihre Finger **flächig** auf die Schläfenmuskulatur beiderseits und massieren sie mit kreisenden Bewegungen und sanftem Druck. Lokale Verhärtungen in der Muskulatur werden punktuell bearbeitet. Als Anhaltspunkt sind 7 – 10 Mal pro Behandlung zu empfehlen. Am besten bauen Sie sich diese Selbstbehandlung in Ihr tägliches Übungsprogramm ein.

Selbstbehandlung der Bäckchenmuskulatur

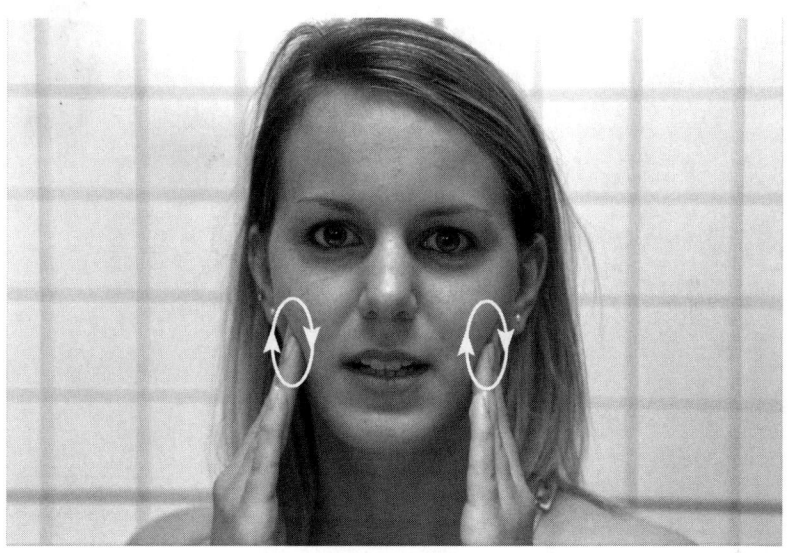

Hierzu legen Sie Ihre Finger wieder **flächig** auf die Bäckchenmuskulatur. Bei leicht geöffnetem Mund können Sie jetzt Ihre verspannte Bäckchenmuskulatur kreisend massieren.

Dosierungsempfehlung wie bei der Selbstbehandlung der Schläfenmuskulatur.

Besonders bei nächtlichem Knirschen (Bruxismus) ist dieser Muskel sehr verspannt!

Selbstbehandlung der inneren Kaumuskulatur

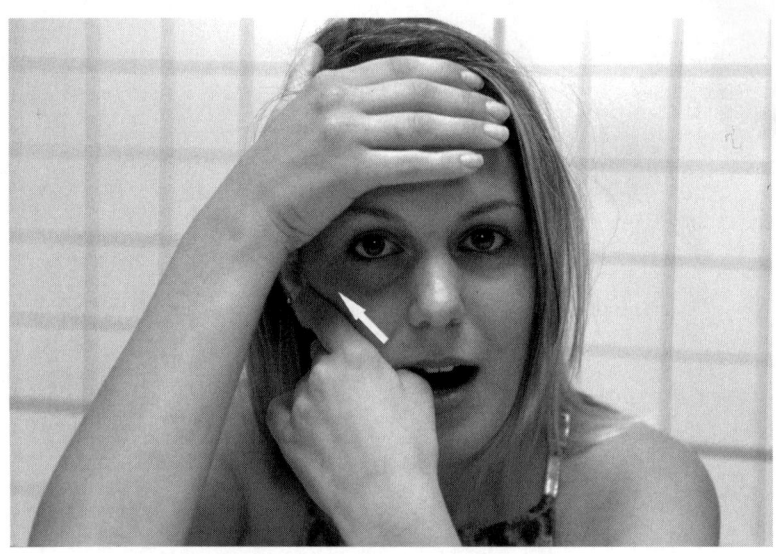

Sie stützen Ihren Kopf ab wie bei der Kiefergelenksentspannung.

Mit dem linken Daumen fahren Sie in den Mund zwischen der oberen Zahnreihe und der Wange. Bei leicht geöffnetem Mund dehnen und massieren Sie vorsichtig in Richtung zum rechten Kiefergelenk und Ohr. Das Gleiche dann in die andere Richtung: mit dem rechten Daumen in die linke Wange in Richtung linkes Kiefergelenk und Ohr. Hier reichen 3 - 5 Mal pro Behandlung, da das Gewebe sehr empfindsam ist.

Halswirbelsäulenübungen

Der erste Halswirbel (Atlas) hat, anatomisch betrachtet, keinen Wirbelkörper. Seine Querfortsätze reichen weit nach außen bis kurz vor die Unterkieferbögen. Unterhalb der Warzenfortsätze (Processus mastoideus) enden die Querfortsätze des ersten Halswirbels beiderseits. Dort sind sie auch für jeden als knöcherner Widerstand zu tasten.

Mobilisation des Hinterhauptes gegenüber dem ersten Wirbel (Atlas) mit Hilfe des Arztes.

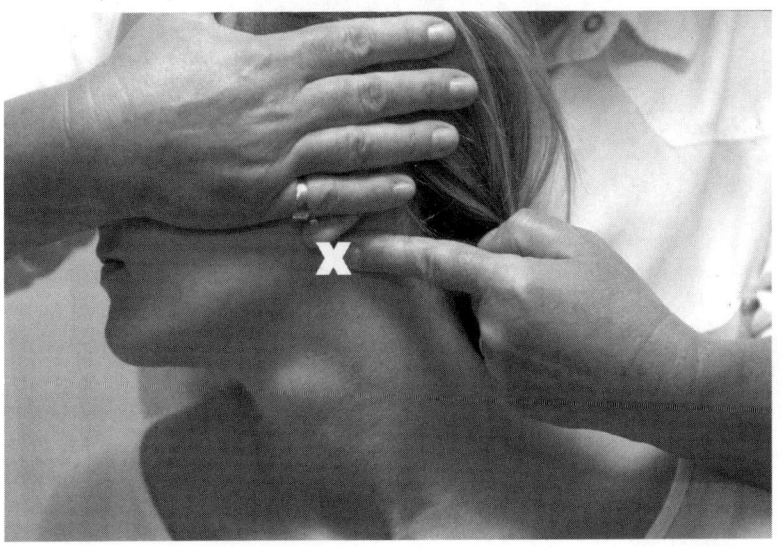

X = Querfortsatz des ersten Halswirbels (Atlas)

Selbstmobilisation der Kopfgelenke

Üben der Nickbewegung zwischen Hinterhaupt und erstem Halswirbel (Atlas)

Den Kopf endgradig nach rechts drehen und kurz nicken
Diese Übung soll 3-5 Mal pro Übungssitzung durchgeführt werden.

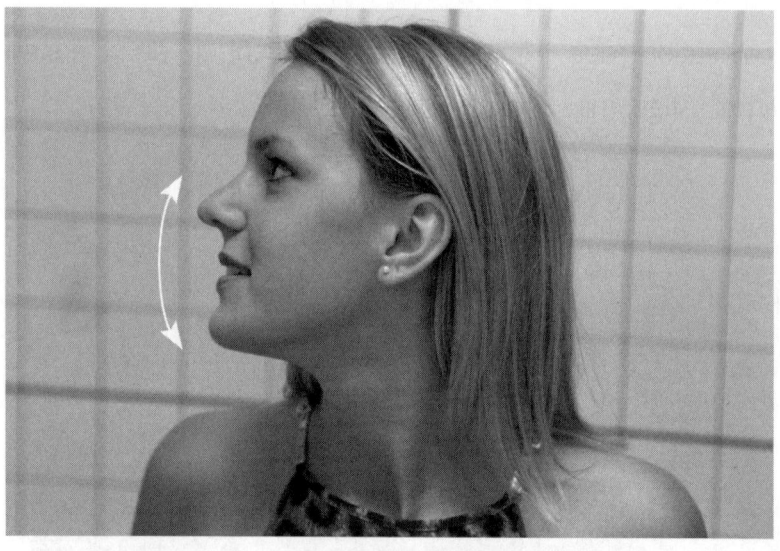

„Ja Frau Müller"

Und endgradig den Kopf nach links drehen und kurz nicken

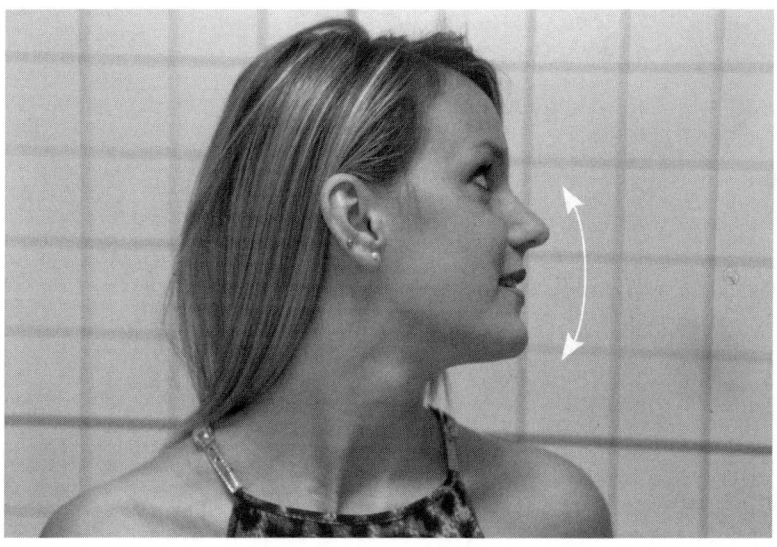

„Ja Frau Meier"

Zwischen dem ersten Halswirbel (Atlas) und dem zweiten Halswirbel (Axis oder Epistropheus) findet ein großer Teil der Halswirbelsäulendrehung statt.

Üben der **Dreh**bewegung zwischen dem ersten und zweiten Halswirbel

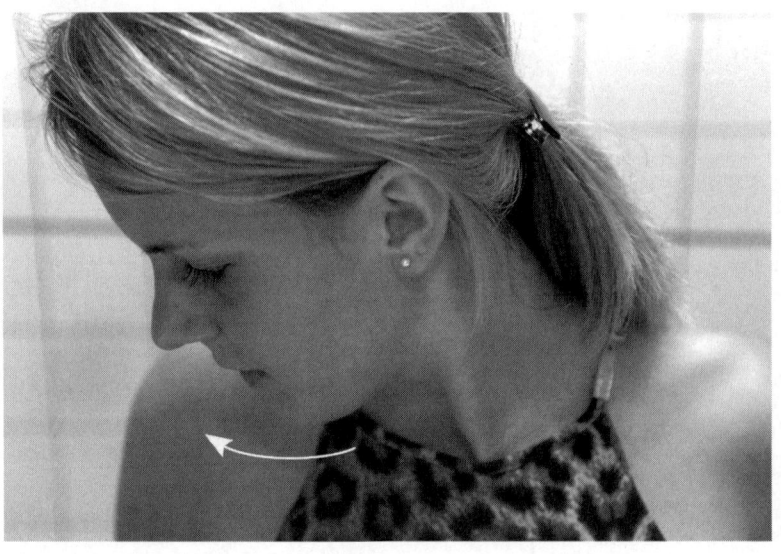

Die Halswirbelsäule – und **nur** die Halswirbelsäule! – weit nach vorne beugen und maximal nach rechts drehen. Dabei hat das Kinn die Zielführung.
Auch diese Übung soll 3-5 Mal pro Übungssitzung durchgeführt werden.

Die Halswirbelsäule weit nach vorne beugen und maximal nach links drehen. Auch hier hat das Kinn die Zielführung.

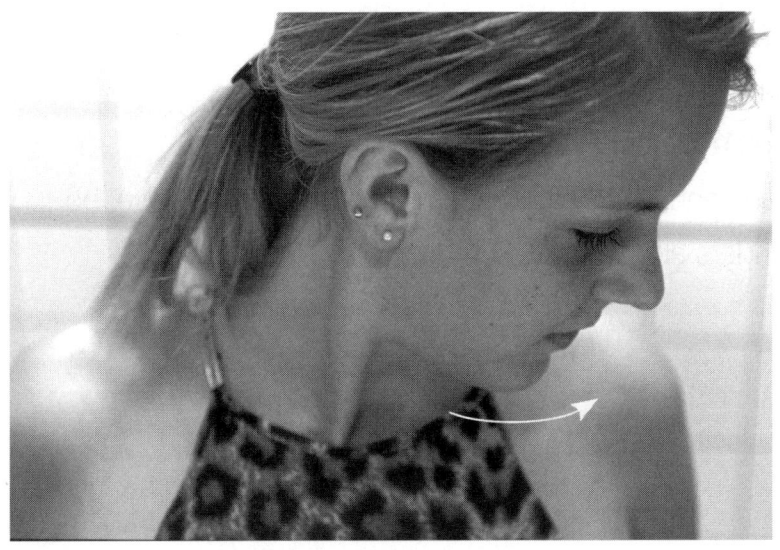

„Nein Waldi, heut´ gibt´s kein Zuckerl"

Dehnung der Schultergürtel- und Nackenmuskulatur

Dehnung der Nackenmuskulatur nach vorne.

Dafür die Hände auf dem Hinterkopf liegend verschränken.
Die Brustwirbelsäule soll gerade bleiben, damit der Dehnungseffekt optimal in der Halswirbelsäule erfolgt.
Vorsichtig den Kopf nach vorne unten dehnen, ohne nachzufedern – nur mit der Schwerkraft!
Durchzuführen ist diese Übung 2-3 x täglich, möglichst sanft und über 1-2 Minuten.
Man kann sie überall machen: im Zug, in der Pause, besonders am Computer...

Falsch

Da die Dehnung nicht in der Halswirbelsäule erfolgt, sondern in der Brustwirbelsäule!

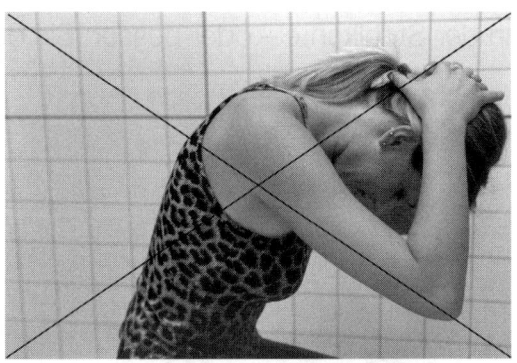

Richtig!!

Also: aufrecht sitzen und **nur** die Halswirbelsäule nach vorne dehnen.

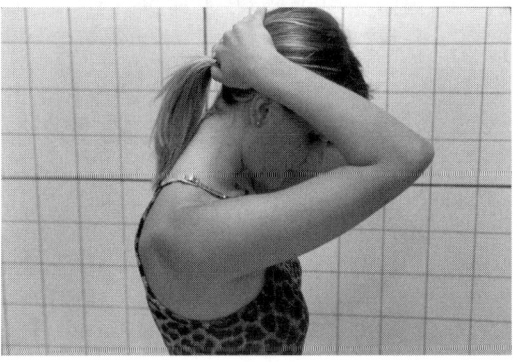

Dehnung der seitlichen Schultermuskulatur

Die zu dehnende Seite muß unten bleiben, die **Schulter nicht hochziehen.** Sie verhindern dies durch z.B. Festhalten der Hand an der Stuhlkante – oder besser: Sie denken einfach daran...

Falsch

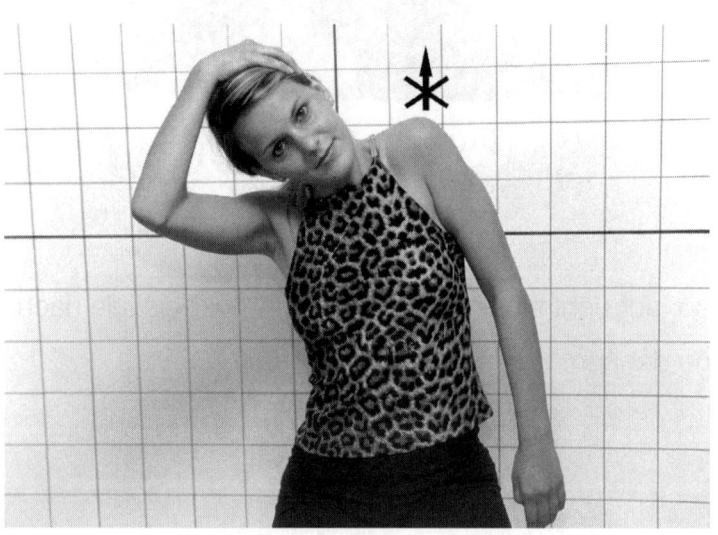

Optimale Dehnung der Schultergürtelmuskulatur

Die rechte Hand faßt oberhalb des gegenüberliegenden Ohres, hier das linke Ohr.

Der Kopf und der linke Nacken werden vorsichtig zur rechten Seite gedehnt. Mit der linken Hand leicht in Richtung nach unten ziehen. Dadurch erfolgt eine sanfte Dehnung der linken Schultergürtelmuskulatur.

Die Dosierungsempfehlung ist dieselbe wie beim Nach-vorne-Dehnen.

Richtig!

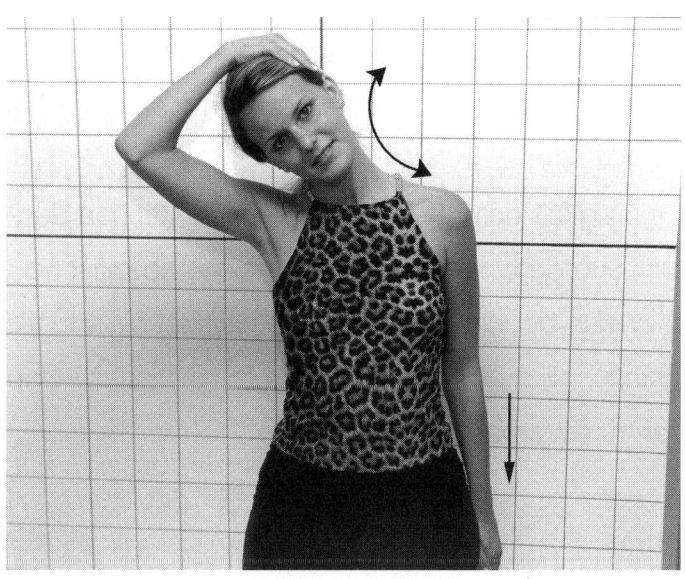

Allgemeine Wirbelsäulenübungen

Die Wirbelsäule als Bewegungsachse des Menschen hat vielfältige und zugleich lebenswichtige Funktionen. Sie schützt das innen liegende Rückenmark und die dort abzweigenden Nerven. Sie stützt das Bewegungssystem des Körpers und gilt als Achsenorgan des Menschen. Sie ermöglicht den aufrechten Gang der menschlichen Spezies auf zwei Beinen. Dies beinhaltet eine hohe integrative Funktion auch im Sinne der Aufrechterhaltung des Gleichgewichtes. Möglich wird die Beweglichkeit durch aktive Muskelkontraktionen.

Der Rumpf ist der phylogenetisch älteste Teil des menschlichen Körpers, er ist größtenteils noch metamer gegliedert (s. Abb. 14).

Die Vielfältigkeit der unterschiedlichen Funktionen der Muskulatur erfordert natürlich auch eine spezifische Vorgehensweise bei den Übungen. Es werden die wichtigsten vorgestellt, die am besten in ein tägliches Übungsprogramm eingebaut werden.

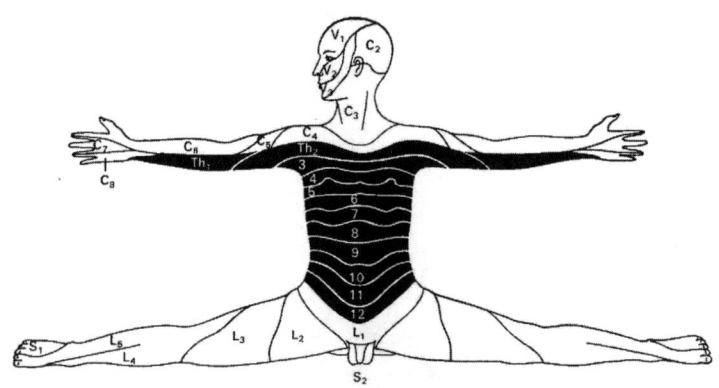

Abb. 14: Metamere Gliederung der segmentalen Nerven-
versorgung am menschlichen Rumpf

Dehnung des Hüftbeugemuskels

Durch vieles Sitzen (*homo sedens*) verkürzen die Hüftbeugemuskeln sehr schnell.
Bevor schwache Muskeln auftrainiert werden können, müssen verkürzte Muskeln gedehnt werden.

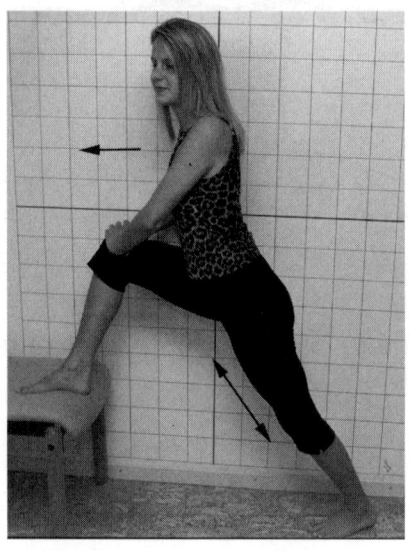

Ausgangsposition: stellen Sie das zu dehnende Bein nach hinten, die Ferse muß am Boden bleiben = höherer Dehnungseffekt. Den anderen Fuß stützen Sie auf einem Stuhl ab.
Nun verlagern Sie Ihr Körpergewicht nach vorne, dadurch wird Ihr Hüftbeugemuskel gestreckt und gedehnt.

Auftrainieren der geraden und schrägen Bauchmuskulatur

Die oft genug vernachlässigte Bauchmuskulatur schädigt eine gestörte Lendenwirbelsäule zusätzlich. Zuerst muß – auch in einer abgeschwächten Bauchmuskulatur – nach möglichen Verspannungen dort gesucht werden. Nach erfolgreicher Behandlung dieser Verkürzungen kann der Patient selbst zu Hause üben. Das Auftrainieren der Bauchmuskulatur ist der optimale Schutz für jede Lendenwirbelsäule.

Auftrainieren der geraden Bauchmuskulatur

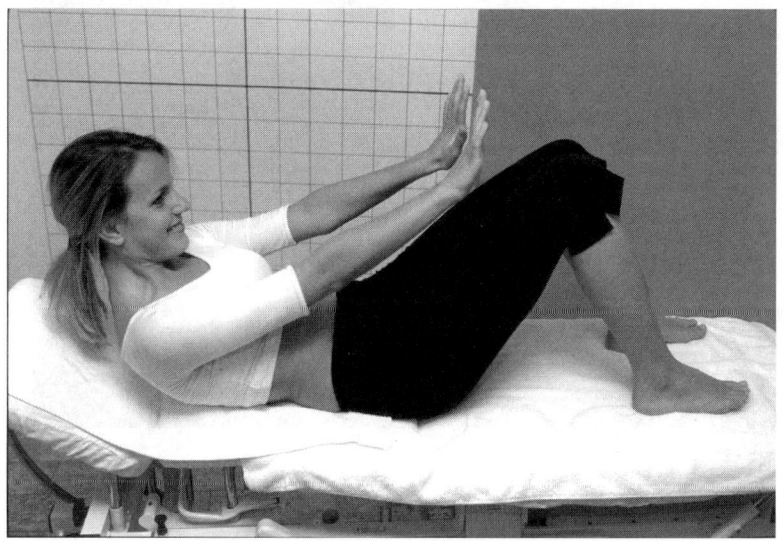

Ausgangsposition: Sie legen sich auf einer möglichst harten Unterlage auf den Rücken, die Knie gewinkelt. **Wesentlich**: die Füße **nicht** irgendwo unterhaken, sonst werden andere Muskeln und nicht die Bauchmuskeln trainiert! Aus dieser Position langsam hoch kommen und wieder abrollen („Sit-ups").

Ist das noch nicht möglich, können Sie aus sitzender Position mit der Schwerkraft nach hinten abrollen. Dabei üben Sie mental: „Wirbel für Wirbel abrollen".

Auftrainieren der schrägen Bauchmuskulatur

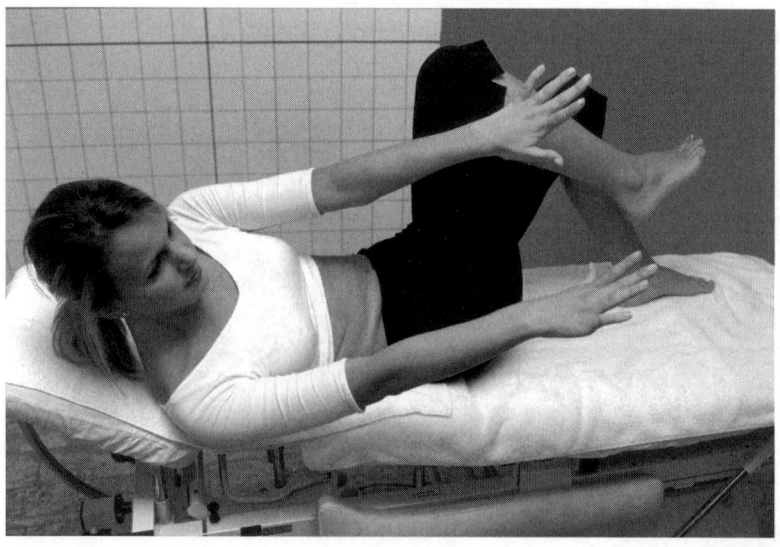

Die Ausgangsposition ist die gleiche wie für die gerade Bauchmuskulatur. Auch hier sollen die Füße flach am Boden sein und nicht unter einem Gegenstand eingehakt. Die Kniee sind angebeugt.

Jetzt versuchen Sie schräg zum Sitzen hoch zu kommen.

Zur Erleichterung kann Ihnen das gegenüberliegende Knie entgegenkommen.

Dosierungsempfehlung: Sie beginnen mit jeweils 5 x die geraden und 5 x die schrägen Bauchmuskeln zu jeder Seite und steigern dann bis zu 20 x täglich.

Richtige Sitzhaltung

Die häufigste Ursache von Muskelverspannungen im Schultergürtel-Nackenbereich ist: falsches Sitzen am Arbeitsplatz.

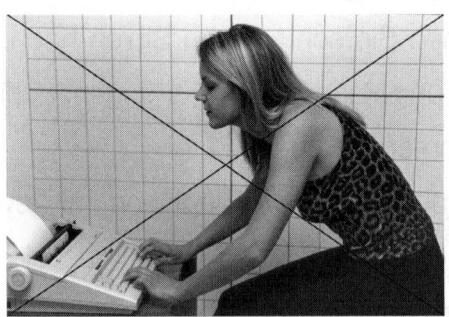

Der Tisch muß angemessen hoch sein, bei Lesearbeiten und auch Schreibarbeiten ist am besten eine Schräge von 20 Grad, bei Beschwerden in der Lendenwirbelsäule empfiehlt sich zwischendurch ein Stehpult.

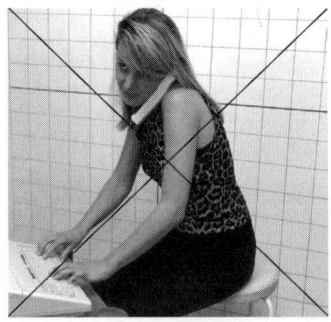

Auch diese Form des Telefonierens ist nicht förderlich für die Wirbelsäule und das Bewegungssystem.

Auftrainieren der Rückenmuskulatur

Eine ausgesprochen belebende Übung, die auch überall durchführbar ist, ist das Üben des Streckmusters der Arme und des Rückens an der Wand. Später können Sie diese Übung auch mental - ohne Wand - üben. Sie aktiviert in jedem Fall!

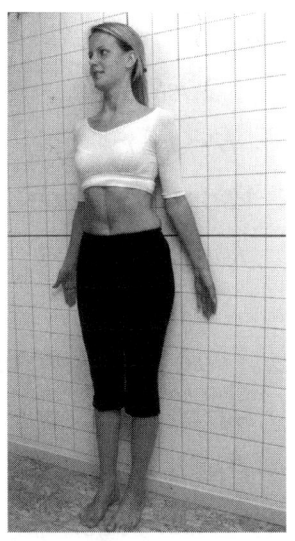

Drücken Sie Ihre Arme in Streckung und nach außen gedreht an die Wand. Ziehen Sie dabei Ihre Schultern nach hinten und unten. Zugleich spannen Sie Ihre Bauch- und Gesäßmuskulatur an – Atmung nicht vergessen!
Diese Übung können Sie 3 – 5 x hintereinander machen, bei Bedarf auch öfter.

Übungen gegen den Lagerungsschwindel

Kein Symptom verunsichert den Menschen so sehr wie Schwindel. Hier ein Gedicht einer Patientin mit Schwindel, sie bezeichnet sie als ein paar aus ihrem Wackelkopf gepurzelte Gedanken:

„aufrecht stehen
nicht wackeln
Glückssache
Minutensache
Vertrauenssache
Millimetersache
hoffen
daß kein Wind kommt
kein Erdbeben
kein Wasser
kein Vogel
glauben
daß Stehen gelingt
danken
allen, die Mut machen!"

Antonia Muth

Nach genauer Befragung kann jeder Allgemeinarzt erste Gleichgewichtsuntersuchungen durchführen, ohne großen apparativen Aufwand. Eine elegante Schwindeluntersuchung geht mit Hilfe der *Frenzel*-Brille. Sie verhindert das Fixieren der Augen des Patienten, beleuchtet gleichzeitig die Augen und vergrößert sie. So werden unwillkürliche Augenruckbewegungen des Patienten (Nystagmus) deutlich erkennbar (s. Abb. 15).

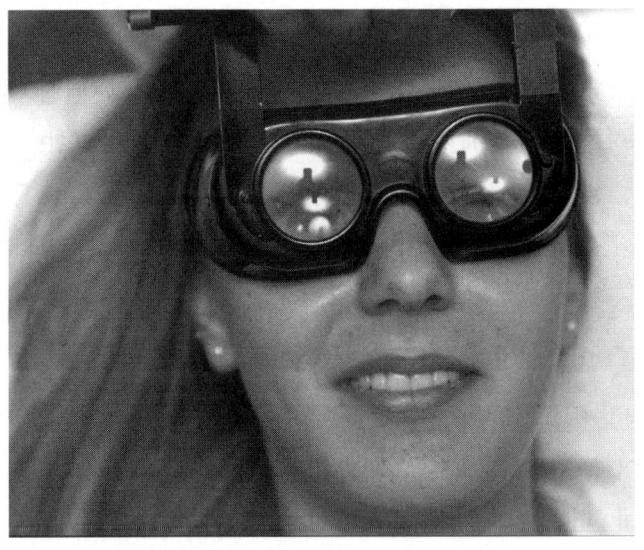

Abb. 15: *Frenzel*-Brille zur Untersuchung der unwillkürlichen Augenruckbewegungen (Nystagmus)

Beim gutartigen Lagerungsschwindel treten vor allem nach Lageänderungen des Körpers kurzartige Drehschwindelattacken auf. Meist dauert es einige Sekunden, bis der Schwindel einsetzt. Beim Schwindel, der von der Halswirbelsäule kommt, setzt die Gleichgewichtsstörung sofort ein, etwa bei Rückbeuge des Kopfes. Die Patienten wissen sehr genau, daß Hausarbeiten mit Blick zur Decke oder hoch schauen an Bäumen gefährlicherweise den Schwindel auslösen kann.

Die Diagnose des Lagerungsschwindels wird gestellt durch Tests der Körper-Umlagerung. Mit Hilfe der oben gezeigten *Frenzel*-Brille ist ein typisches Augenmuskelzittern zu erkennen, solange der Lagerungsschwindel anhält. Die betroffene Seite entspricht der Seite, auf welcher der Patient dann liegt. Der Schwindel tritt mit leichter Verzögerung auf. *Brandt* entwickelte in den 80er Jahren ein Lagerungstraining, mit dem durch einfache Umlagerungen der Schwindel rasch und anhaltend beseitigt werden kann, wenn die Ursache ein Lagerungsschwindel ist.

Der Patient legt sich rasch aus dem Sitzen in die rechte Seitenlage und wartet bis der Schwindel auftritt – und dann wieder abklingt. Dann setzt er sich auf, wartet gegebenenfalls wieder bis der aufgetretene Schwindel abklingt. Dies wiederholt er 2x in die rechte Seitenlage. Die gleiche Prozedur wiederholt er zur linken Seitenlage, auch 3x. Dieses Training muß **konsequent** täglich durchgeführt werden, 2 – 3 Wochen lang. Ist ein gutartiger Lagerungsschwindel definitiv Ursache der Gleichgewichtsstörungen gewesen, verschwinden sie nach Absolvierung dieses Trainings in über 90 % der Fälle.

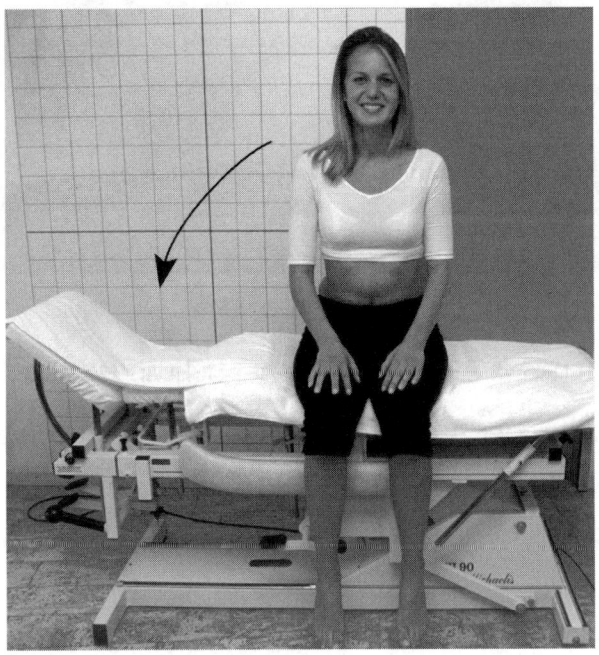

Ausgangsposition für das Training gegen den Lagerungsschwindel.

Aus dem Sitzen rasch auf die Seite legen →

Lagerungstraining gegen den Lagerungsschwindel

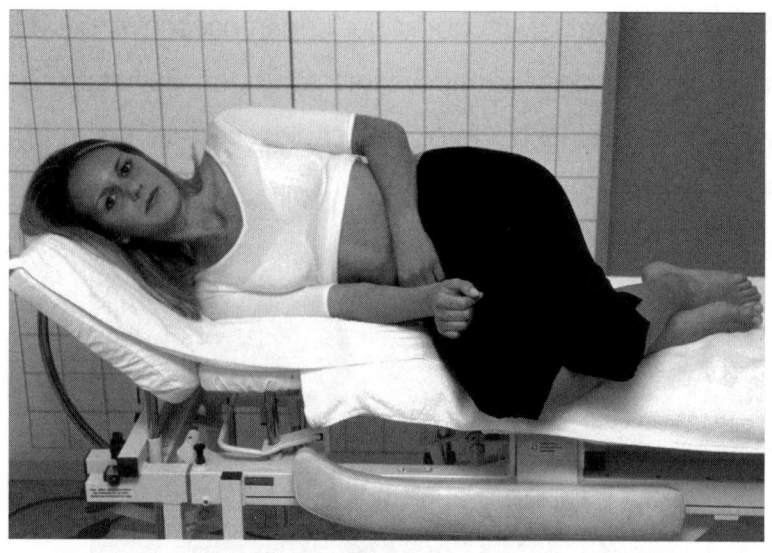

→ Warten, bis der aufgetretene Schwindel abgeklungen ist. Dann wieder Aufsetzen und diese Übung noch 2 x wiederholen. Dann das Gleiche 3 x zur anderen Seite.

Diese Prozedur ist täglich durchzuführen, 2 – 3 Wochen lang.

Koordinationstraining gegen Gleichgewichtsstörungen

Bei Patienten mit Schwindel jeglicher Art, aber auch bei Fuß-, Knie- und Hüftproblemen, nach Operationen und Störungen im Wirbelsäulen-Achsenorgan sind Übungen auf labiler Unterlage indiziert.

Hierzu empfiehlt sich die Nutzung eines Halbkreisels. Die Übungen damit müssen Sie äußerst vorsichtig beginnen, am besten mit der unterstützenden Hilfe eines Therapeuten.

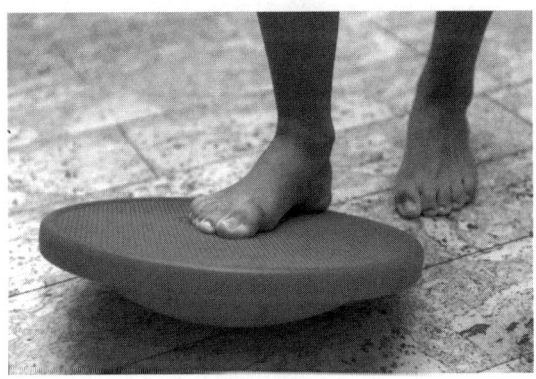

Kontaktaufnahme des Fußes mit der labilen Unterlage – hier einem Halbkreisel.
Zur Sicherheit ist ein Tuch unter den Halbkreisel zu legen, damit er nicht wegrutscht!

Gleichgewichts-Training auf dem Halbkreisel

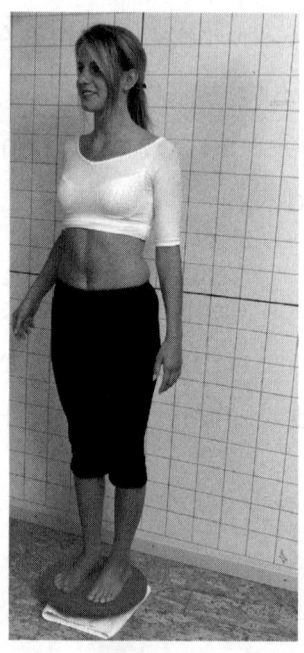

Das Training auf dem Halbkreisel ist sehr anstrengend und muß wohldosiert durchgeführt werden. Maximal 5 (!) Minuten am Tag üben!

Aufrechter Gang mit einer Zeitschrift auf dem Kopf balancierend

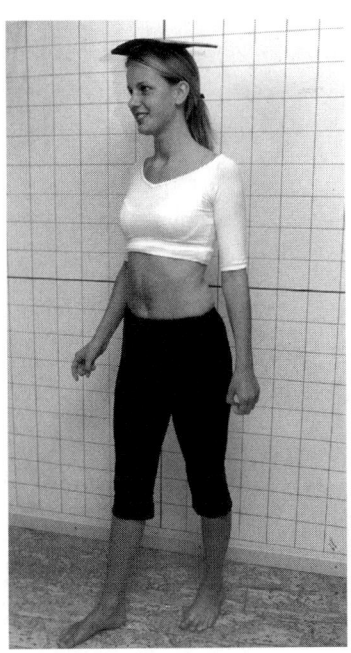

Wie auf der Abbildung zu sehen: stolz und zugleich fröhlich mit einer Zeitung auf dem Kopf gehen. Auch diese Übung ist am besten barfuß durchzuführen. Jeder kann es leicht zu Hause machen!

Steigerung des Koordinationstrainings:
Einbeinstand mit einer Zeitschrift auf dem Kopf balancierend.

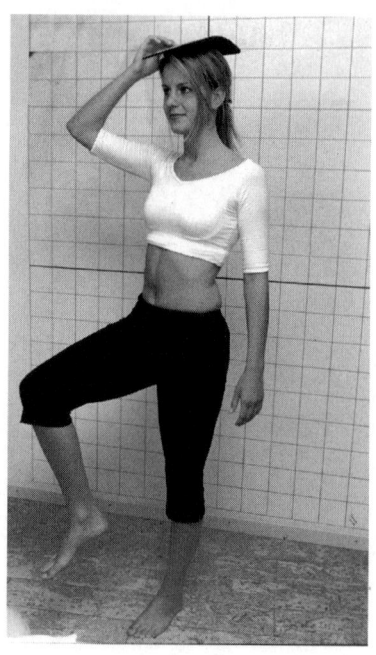

Am besten führen sie die Übungen zur Verbesserung der Koordination mit bloßen Füßen durch. Sie reizen damit Ihre sensiblen Sensoren an der Fußsohle, Sie wecken sie quasi wieder auf. Dies steigert die Effektivität Ihres Koordinationstrainings ungemein.

Sollten Sie das alles bereits beherrschen: versuchen Sie den Einbeinstand mit geschlossenen Augen. Vorsicht!

Viel Erfolg!

Danksagung

An dieser Stelle möchte ich meinem langjährigen Mentor und Freund Herrn *Karel Lewit, Prag,* danken für die unendliche Mühe und Geduld, die er aufbrachte, mich mit aller Präzision in Theorie und Technik in die Geheimnisse der Chirotherapie einzuweihen und sie mir vorbehaltlos mit auf den Weg gegeben hat. Er würde jetzt sagen: „es ist ja auch immer viel Spaß dabei!" Von ihm lernte ich nicht nur, daß das Bewegungssystem sehr viel mit Denken zu tun hat und die technischen Griffe lediglich Voraussetzung des Kunstwerkes Chirotherapie sind. Er lehrte mich zudem, dem leidenden Menschen mit Ernsthaftigkeit und Respekt zu begegnen. Er motivierte mich unermüdlich zu dieser Tinnitus-Studie, schon allein aufgrund der hohen Anzahl der Patienten, die ich im Laufe der Jahrzehnte untersucht und behandelt habe.

Vor Jahren entwickelte Herr *Johannes Götz* das wissenschaftliche Computerprogramm und Frau *Sabine Haberl* leistete die Datenarbeit am Computer. Herrn *Martin Nett* danke ich nicht nur für die Unterstützung meines Computer-Equipments, sondern auch für wissenschaftliche und menschliche Hilfe bei allen Fragen über das Computerwesen hinaus.

Mit dem Fotographen Herrn *Wolfgang W. Brummer* verbindet mich nun auch schon eine mehr als 2 Jahrzehnte währende, äußerst effektive und zugleich humorvolle Zusammenarbeit. Er organisierte das attraktive Fotomodell Frau *Alexandra Götz,* nicht verwandt mit Herrn *Johannes Götz.* Seine Fotografierkünste und seine professionelle Vorgehensweise machte die ganze Aktion wieder zu einem Vergnügen. Auch mit ihm war, wie immer, viel Spaß dabei!

Daß ich die Zeit finden konnte, dieses doch sehr aufwendige Werk fertigstellen zu können, verdanke ich nicht zuletzt meiner lieben Seele Herrn *Karl Wenzlick,* der nicht nur tolerierte, daß ich Nächte um Nächte am Computer verbrachte – nein – er ermunterte mich immer wieder zum Schreiben!

Neben Herrn *Karel Lewit* gilt mein Dank auch Herrn *Hanns-Dieter Wolff, Trier,* der mich 1981 in Montreux ermutigte:

auch und gerade als Frau, die Chirotherapie mit Herz und Verstand „in die Hand zu nehmen" und zu erlernen.

Zur Autorin

Frau Dr. med. Elisabeth Schneider begann nach erfolgreich abgeschlossener Krankengymnastik-Ausbildung in Heidelberg mit dem Medizin-Studium 1972 in München. 1979 erfolgte die Approbation zur Ärztin, anschließend war sie als Akademische Rätin an der Universitäts-Klinik für Physikalische Medizin und Rehabilitation im Klinikum Großhadern bei Herrn Professor Dr. H. Drexel tätig. Promotion über das Thema:
„Physikalische Medizin bei Multipler Sklerose".
Während dieser Zeit Ausbildung in Chirotherapie in Deutschland (FAC), in Prag bei Herrn Professor Dr. Karel Lewit persönlich, sowie an der Neurologischen Universitätsklinik in Innsbruck. Weiterführende Ausbildung in Osteopathie an der Michigan-State-University in East Lansing (USA), bei Herrn Professor Philip Greenman und Herrn Professor John Bourdillon persönlich.
Zahlreiche Veröffentlichungen und Vorträge, u.a. langjährige Referentin auf der MEDICA in Düsseldorf und Montreux (Schweiz), an der Universitätsklinik in Innsbruck, Studentenkurse an der Klinik für Physikalische Medizin in München, Kurse beim Münchner Ärztetag für Naturheilverfahren.

Erlangung der Weiterbildungsermächtigung für Naturheilverfahren für Ärzte.
Philosophie-Studium an der Ludwig-Maximilians-Universität in München. Ausbildung in ärztlicher Psychotherapie und psychosomatischer Grundversorgung.
Intensive Studienaufenthalte u.a. in Asien, Australien und Pazifik. Akupunktur-Ausbildung in China: Peking, Wuhan und Hongkong.

Seit 1986 Niederlassung in die freie ärztliche Privatpraxis in München-City. Fortführung der an der Universitätsklinik für Physikalische Medizin begonnenen wissenschaftlichen Tätigkeit auf dem Gebiet von Hörstörungen, Schwindel und Kopfschmerzen. Dabei entdeckte Frau Dr. Schneider neue Zusammenhänge von Funktionsstörungen am Schädel, der Kaumuskulatur, den Kiefergelenken und der Halswirbelsäule. Hierauf basierend entwickelte sie eine neue manuelle Behandlungstechnik für Patienten mit Hörstörungen, Gleichgewichtsstörungen und Kopfschmerzen. Im September 1993, im Rahmen eines wissenschaftlichen Fachkongresses für Physikalische Medizin an der Charité in Berlin, Veröffentlichung ihrer Untersuchungsergebnisse und Inauguration ihrer neuen Behandlungstechnik.

1995 erscheint das Selbsthilfe-Buch für Betroffene mit Tinnitus, Schwindel und Kopfschmerzen:

„ACHTUNG   *Kiefergelenk hört mit*"

im *Wirbel* Verlag, München.

Nach langjähriger Beschäftigung mit medizinisch-astrologischen Fragen absolvierte Frau Dr. Schneider eine mehrjährige Ausbildung sowohl in psychologischer Astrologie als auch in der „Münchner Rhythmenlehre". Die gesammelten medizinischen Daten ihrer Patienten wurden von ihr astrologisch analysiert und im Zusammenhang mit medizinisch-astrologischen Fragestellungen untersucht.

1999 erscheint das Buch:

„*Tinnitus & Tierkreiszeichen*"

im *Wirbel* Verlag, München.

Die Anzahl der von Frau Dr. Schneider persönlich untersuchten, behandelten und nachuntersuchten Patienten mit Tinnitus, Hörstörungen, Schwindel und Kopfschmerzen überschreitet zur Jahrtausendwende weit über eintausend. Das Buch „ACHTUNG   *Kiefergelenk hört mit*" überarbeitet sie vollständig und bringt ihre neuen Untersuchungsergebnisse zusammen mit praktisch-technischen

Verbesserungen in einer Neuauflage 2001 im *Wirbel* Verlag, München heraus.

Ausbildung und erfolgreicher Abschluß zur F.X. Mayr-Ärztin im Mai 2001.

Literaturverzeichnis

Dieter Beck, *Krankheit als Selbstheilung*, Suhrkamp TB

J.F. Bourdillon, *Spinal Manipulation*, Appleton & Lange

Thomas Brandt • Wolfgang Büchele, *Augenbewegungsstörungen*, Gustav Fischer Verlag

Harald Feldmann, *Tinnitus*, Georg Thieme Verlag

M. Frank-Aut, *Hörsturz*, Trias Verlag

Wolfgang B. Freesmeyer, *Zahnärztliche Funktionstherapie*, Hanser Verlag

F.J. Ganz, *Ohrgeräusche*, Trias Verlag

G. Goebel, *Ohrgeräusche, Psychosomatische Aspekte des komplexen chronischen Tinnitus*, Quintessenz Verlag

Philip E. Greenman, *Lehrbuch der Osteopathischen Medizin*, Haug Verlag

R. Hallam, *Leben mit Tinnitus*, Quintessenz Verlag

Tore Hansson, *Funktionsstörungen im Kausystem*, Hüthig Verlag

Joseph Heinzler, *Entwicklungsgeschichte des Menschen*, Med. Repetitorium München

W. Hollweg, *Streik im Innenohr*, Unimed Verlag

Stanley Hoppenfeld, *PHYSICAL EXAMINATION of the SPINE and EXTREMITIES*, APPLETON-CENTURY-CROFTS

M. Hülse, *Die zervikalen Gleichgewichtsstörungen*, Springer Verlag

M. Hülse, W.L. Neuhuber / Hanns-Dieter Wolff (Hrsg.), *Der kraniozervikale Übergang*, Springer Verlag

Vladimir Janda, *Muskelfunktionsdiagnostik,* Verlag für Medizin Dr. Ewald Fischer

Hans Knör, *Tinnitus-Forum,* Zeitschrift der Deutschen Tinnitus-Liga e.V. (DTL)

K.H. Knese, *Kopfgelenk, Kopfhaltung und Kopfbewegung des Menschen,* Zeitschrift Anatomie und Entwicklungsgeschichte

James Knowlson, *Samuel Beckett,* Suhrkamp Verlag

Thomas Lempert, *Wirksame Hilfe bei Schwindel,* TRIAS

Karel Lewit, *Manuelle Medizin,* Ambrosius Barth Verlag

Torsten Liem / Christine Tsolodimos, *Osteopathie*, IRISIANA

Robert Maigne, *Wirbelsäulenbedingte Schmerzen und ihre Behandlung durch Manipulation*, Hippokrates Verlag

A.S. Romer / T. Parsons, *Vergleichende Anatomie der Wirbeltiere*, Paul Parey Verlag

Jochen Sachse, *Manuelle Untersuchung der Extremitätengelenke*, Gustav Fischer Verlag

Jochen Sachse / Karin Schildt-Rudloff, *Manuelle Untersuchung und Mobilisationsbehandlung der Wirbelsäule*, Ullstein Musby Verlag

Elisabeth Schneider, *Wirbelsäule*, Wirbel Verlag

David Simons / Janet Travell, *Myofascial Pain and Dysfunction*, Williams and Wilkins

Alan Stoddard, *Lehrbuch der osteopathischen Technik*, Hippokrates Verlag

Siegbert Tempelhof, *Osteopathie*, Gräfe und Unzer

Sven Tönnies, *Leben mit Ohrgeräuschen – Selbsthilfe bei Tinnitus,* Asanger Verlag

Alfred Tomatis, *Der Klang des Lebens*, rororo TB

Alfred Tomatis, *Klangwelt Mutterleib,* Kösel Verlag

Janet G. Travell / David G. Simons, *Handbuch der Muskeltriggerpunkte*, Gustav Fischer Verlag

John E. Upledger & Jon D. Vredevoogd, *CRANIOSACRAL THERAPY,* Eastland Press, SEATTLE

Hanns-Dieter Wolff, *Neurophysiologische Aspekte des Bewegungssystems*, Springer Verlag

Hanns-Dieter Wolff (Hrsg.), *Die Sonderstellung des Kopfgelenkbereiches,* Springer Verlag

Peter Zenner, *Die Schleuderverletzung der Halswirbelsäule und ihre Begutachtung*, Springer Verlag

Weitere Literatur:
z.B. Deutsche Tinnitus-Liga e.V.
Lohsiepenstr. 39
42353 Wuppertal

Hinweis

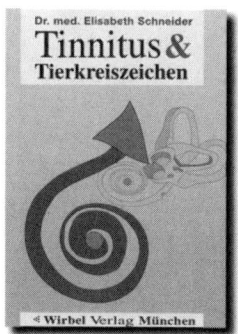

ISBN 3-931204-07-3

Die Ärztin und Expertin für Halswirbelsäule untersucht mögliche Zusammenhänge zwischen ihren Tinnitus-Patienten und sämtlichen Tierkreiszeichen.

Die Anzahl von Menschen jeglichen Alters mit Ohrensausen steigt rasant in die Höhe. Hier werden 777 Patienten mit Tinnitus, Kopfschmerzen und Schwindel bezüglich ihres Sonnenstandes = Geburtstag analysiert.
Dabei ergeben sich überraschende Befunde: eine Gruppe von Sternzeichen mit diesem Symptomenkomplex ist besonders gut zu heilen, wenn sie mit modernster Chirotherapie untersucht und behandelt werden.
Spezielle Tierkreiszeichen sind häufiger, andere sind in dieser Studie seltener betroffen.
Mit konkreten Fallbeispielen aus ihrer täglichen Arztpraxis bringt die Autorin in unterhaltsamer Weise auch Nicht-Betroffenen differenziert die verschiedenen Färbungen aller Tierkreiszeichen nahe.

Vorankündigung

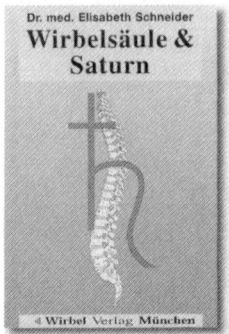

Die Ärztin und Autorin untersucht ihre gesammelten astrologischen Patientendaten im Hinblick auf brennende medizinische Themen.

Anhand von konkreten Fallbeispielen aus ihrer täglichen Arztpraxis erläutert sie die Symbolkraft von astrologischen Zusammenhängen mit Krankheitsbildern.

Zusätzlich werden nutzvolle Übungen zum persönlichen Training und zur Selbsthilfe – nicht nur für Betroffene – anschaulich präsentiert.